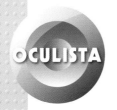

編集企画にあたって…

レーシックは危ない[illegible]，になって10年が経ちました．銀座眼科の大量感[illegible](2008～09年)，その後の消費者庁によるレーシック副作用40%という間違った情報の拡散(2013年)により，レーシックは日本でその存在を否定されました．プラスの面が語られることはなく，比較して劣っている手術としての扱いが定番です．

今回の執筆者のなかにはレーシックを受けた医師も含まれています．世界では毎年300万件を超すレーシック手術が行われており，眼鏡，コンタクトとならぶ屈折矯正方法としての居場所が与えられています．レーシックはすべての選択性手術(elective surgery：患者自身が主体的に受けるかどうか決定する手術)のなかで最も満足度が高いというOphthalmology(Solomon, K. D., 2009)の論文もあります．白内障手術が屈折矯正手術といわれて久しいですが，その精度はせいぜい±0.5D以内70%ほどです．それに比較すると，レーシックも有水晶体眼内レンズも±0.5D以内90%とより高い精度です．

何故レーシックが日本で根付かなかったのか？それは，レーシックに興味をもつ眼科医師があまりに少なかったことが一番の原因ではないでしょうか．初期研修を行う研修施設でレーシックを行っている施設があるでしょうか？また，学びたいと思ったとしても，体系的に学ぶことができる施設がどれほどあるのでしょうか？2020年代，令和の時代になり，さまざまな情報ソースから自分で情報を集め，主体的に判断することが当たり前になりました．しかし，海外には多くの屈折矯正手術についてプラスの情報があるにもかかわらず，屈折矯正手術に取り組む医師が少ない状況がつづいています．

まずは多くの眼科医師に屈折矯正手術に興味を持ってもらわなければいけません．そのためには，わかりやすくその全体像の説明を受ける機会が必要です．本企画は眼科医師に向けた屈折矯正手術の入門書としての読み物となっています．レーシック，有水晶体眼内レンズ手術から円錐角膜治療まで，屈折矯正手術として最良の情報が詰まっています．この企画を読んで，屈折矯正手術に興味を持って，自ら取り組もうという気持ちが一人にでも起こればこの企画は成功です．

2020年3月

稗田　牧

KEY WORDS INDEX

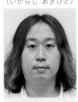

五十嵐章史
（いがらし あきひと）

2003年	北里大学卒業 同大学眼科入局
2010年	同，助教
2014年	同，診療講師
2015年	同，講師
2016年	山王病院アイセンター，部長 国際医療福祉大学眼科，准教授

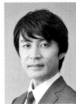

小島 隆司
（こじま たかし）

1998年	名古屋大学卒業 社会保険中京病院
2000年	同病院眼科，医員
2005年	米国ハーバード大学 Massachusetts Eye and Ear 留学
2006年	米国イリノイ大学眼科 留学
2012年	慶應義塾大学医学部 博士号取得 岐阜赤十字病院眼科， 主任部長
2017年	慶應義塾大学眼科，特 任准教授 岐阜赤十字病院眼科， 非常勤医師 名古屋アイクリニック，角膜屈折矯正分野担当医

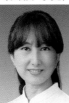

福岡佐知子
（ふくおか さちこ）

1996年	川崎医科大学卒業 同大学眼科入局
1999年	姫路聖マリア病院眼科
2004年	多根記念眼科病院
2011年	同，部長
2018年	同，副院長

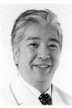

岡 義隆
（おか よしたか）

1996年	愛知医科大学卒業 福岡大学病院眼科
1998年	同大学病院救急救命センター 村上華林堂病院眼科
1999年	福岡大学筑紫病院眼科
2000年	聖マリア病院眼科，外来医長
2002年	岡眼科クリニック開院 医療法人先進会，理事長
2014年	岡眼科天神クリニック開院
2017年	岡眼科飯塚クリニック開院
2018年	岡眼科日帰り手術クリニック開院
2019年	先進会眼科東京開院 先進会眼科大阪開院 緑内障眼科クリニック福岡開院 JSCRS 理事

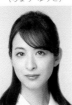

張 佑子
（ちょう ゆうこ）

2006年	関西医科大学卒業 JR 大阪鉄道病院，研修医
2007年	京都府立医科大学附属病院，研修医
2008年	同大学眼科，前期専攻医
2009年	綾部市立病院眼科
2011年	済生会滋賀県病院眼科
2013年	バプテスト眼科クリニック
2015年	京都府立医科大学大学院医学研究科視覚再生外科学
2019年	京都市立病院眼科，医長

福本 光樹
（ふくもと てるき）

1993年	防衛医科大学校卒業
1997年	自衛隊中央病院眼科
2000年	南青山アイクリニック東京
2001年	南青山アイクリニック横浜，院長
2008年	南青山アイクリニック東京，副院長

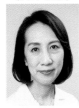

加藤 直子
（かとう なおこ）

1990年	金沢大学卒業
1993～95年	エアランゲン-ニュルンベルク大学眼科留学
1996年	金沢大学医学部大学院終了，医学博士
1999年	南青山アイクリニック
2002年	東京歯科大学市川総合病院眼科，非常勤講師
2005年	慶應義塾大学医学部眼科学教室，非常勤講師
2009年	日本医科大学武蔵小杉病院，助教
2011年	防衛医科大学校眼科学講座，講師
2015年	埼玉医科大学医学部眼科，准教授
2018年	南青山アイクリニック 埼玉医科大学，客員准教授
2019年	横浜市立大学眼科，客員准教授

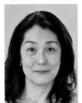

二宮さゆり
（にのみや さゆり）

1991年	大阪大学卒業 同大学医学部附属病院麻酔科，研修医 大阪府立病院(現，大阪府立急性期・総合医療センター)麻酔科，レジデント
1994年	多根記念眼科病院眼科，常勤医
1995年	住友病院眼科，常勤医
1999年	米国ニュージャージー州立医科歯科大学(Universitiy of Medicine and Dentistry of New Jersey, New Jersey Medical School)，リサーチ・フェロー
2005年	大阪大学大学院医学系研究科感覚機能形成学修了 伊丹中央眼科，院長

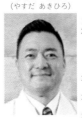

安田 明弘
（やすだ あきひろ）

1993年	愛媛大学卒業 聖路加国際病院，研修医
1995年	同病院眼科，医員
2004年	米国カリフォルニア大学ロサンゼルス校眼科(Jules Stein Eye Institute, UCLA)，角膜フェロー
2006年	聖路加国際病院眼科，医幹
2010年	神戸神奈川アイクリニック，診療医長
2014年	聖路加国際病院眼科，副医長
2015年	聖路加国際大学，臨床准教授
2019年	めじろ安田眼科，院長

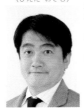

稗田 牧
（ひえだ おさむ）

1993年	京都府立医科大学卒業
1998年	同大学大学院
2002年	同大学眼科，助手
2005年	バプテスト眼科クリニック，院長
2010年	京都府立医科大学眼科，助教
2013年	同大学眼科，学内講師

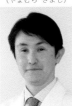

山村 陽
（やまむら きよし）

1998年	京都府立医科大学卒業 同大学眼科入局
1999年	バプテスト眼科クリニック，医員
2000年	藤枝市立総合病院眼科
2002年	バプテスト眼科クリニック，医長
2015年	同，副院長

よくわかる屈折矯正手術

編集企画／京都府立医科大学学内講師　稗田　牧

Monthly Book

OCULISTA

編集主幹／村上　晶　　高橋　浩

No.85 / 2020.4 ◆目次

CONTENTS

「OCULISTA」とはイタリア語で眼科医を意味します．

Monthly Book OCULISTA
創刊 5 周年記念書籍

すぐに役立つ
眼科日常診療のポイント
―私はこうしている―

■編集　大橋裕一(愛媛大学学長)／村上　晶(順天堂大学眼科教授)／高橋　浩(日本医科大学眼科教授)

日常診療ですぐに使える！
診療の際にぜひそばに置いておきたい一書です！

眼科疾患の治療に留まらず、基本の検査機器の使い方から
よくある疾患、手こずる疾患などを豊富な図写真とともに
詳述！患者さんへのインフォームドコンセントの具体例を
多数掲載！
若手の先生はもちろん、熟練の先生も眼科医としての知識
をアップデートできる一書！ぜひお手に取りください！

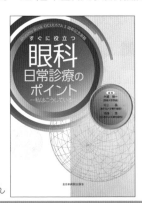

2018 年 10 月発売　オールカラー　B5 判
300 頁　定価(本体価格 9,500 円＋税)
※Monthly Book OCULISTA の定期購読には含まれておりません

Contents

全日本病院出版会　〒113-0033 東京都文京区本郷 3-16-4　Tel：03-5689-5989
www.zenniti.com　Fax：03-5689-8030

MB OCULI. No. 85：1－9, 2020

特集／よくわかる屈折矯正手術

屈折異常と屈折矯正手術

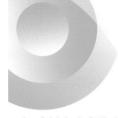

張　佑子[*1]　稗田　牧[*2]

Key Words : 屈折異常(refractive error)，レーシック(laser *in situ* keratomileusis：LASIK)，有水晶体眼内レンズ手術(phakic intraocular lens：phakic IOL)，角膜拡張症(keratoectasia)，角膜形状解析(corneal topography)

Abstract：屈折異常に対する矯正方法は，従来の眼鏡・コンタクトレンズに加えて，裸眼視力を向上させるオルソケラトロジー，角膜屈折矯正手術，有水晶体眼内レンズ手術(phakic IOL)がある．いずれも日本眼科学会の定めるガイドラインに基づいて適応を決定する．2019 年，phakic IOL に対するガイドラインが改訂され，従来は 6D 以上の強度近視を対象としていたが，「3D 以上 6D 未満の中等度近視および 15D を超える強度近視」は慎重対応のうえで適応となった．軽度近視は保存的治療・手術適応がオーバーラップしており，患者の症状・目的・老視年齢になった時の見え方までよく考慮して治療方針を決める．

屈折異常の説明

　眼屈折系は全屈折力の 2/3(約 40 D)の屈折力を持つ角膜，1/3(約 20 D)の屈折力と調節力を持つ水晶体および角膜から網膜までの眼軸長で構成される．

　無調節状態の眼に無限遠の距離にある光源から発した平行光線が入射した時に，角膜・水晶体で屈折して網膜に正しく焦点を結ぶ眼を正視と呼ぶ(図 1-a)．

　屈折異常は無調節状態で平行光線が網膜上に焦点を結ばない状態であり，近視・遠視・乱視がある．屈折度の評価は主に眼鏡面の度数(diopter：D)で評価される．

　近視は眼軸長に対して屈折力が強く，網膜の前方に焦点ができる(図 1-b)．主に軸性近視と屈折性近視に分類される．多くは眼の屈折力に対して眼軸長が長いことに起因する軸性近視である．核白内障進行や角膜中央部の菲薄・突出により角膜屈折力が強くなる円錐角膜は眼屈折力が増加することに起因する屈折性近視を生じやすい．

　屈折度の程度によって軽度近視(－0.5 D を超えて－3 D 以下)，中等度近視(－3 D を超えて－6 D 以下)，強度近視(－6 D を超える)に分類される．

　遠視は眼軸長に対して屈折力が弱く，網膜の後方に焦点ができる(図 1-c)．多くは眼軸長が短いことに起因しており，軽度の遠視は調節力があれば網膜上に焦点を結ぶことができる．白内障術後無水晶体眼のように水晶体屈折力を欠く場合には屈折性強度遠視となる．

　乱視は眼の経線により屈折力が異なり，屈折力が最も強い方向(強主経線)と直交する最も弱い方向(弱主経線)から入射した光の結像する位置(前焦線および後焦線)にずれが生じた状態であり，角膜と水晶体に起因する(図 1-d)．オートレフラ

[*1] Yuko CHO, 〒604-8845　京都市中京区壬生東高田町 1-2　京都市立病院眼科, 医長
[*2] Osamu HIEDA, 〒602-8566　京都市上京区河原町通広小路上る梶井町 465　京都府立医科大学眼科学教室, 学内講師

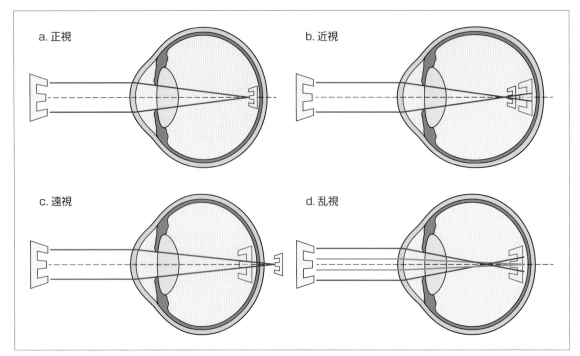

図 1. 正視と屈折異常
a：正視は平行光線が入射網膜に正しく焦点を結ぶ.
b，c：近視(b)は網膜の前方に，遠視(c)は網膜の後方に焦点ができる.
d：乱視は強主経線と弱主経線の結ぶ焦点が異なる.

クト・ケラトメータでは角膜乱視と全乱視が測定され，その差が大きいと水晶体乱視の影響が考えられる．円柱レンズで矯正できるものは正乱視，矯正できないものは不正乱視に分類される．正乱視は強主経線が垂直方向の直乱視と水平方向の倒乱視，斜め方向の斜乱視に分類される．

不同視は左右の屈折異常の程度が異なるもので，一般に屈折度差が2D以上のものをいう．多くは軸性で先天的である．白内障手術や屈折矯正手術後に起こった場合は屈折性と呼ぶ．

20〜40歳代は屈折が比較的安定し，その後は加齢性変化によって屈折と調節力が変化する．水晶体の核硬度進行は近視化し，角膜乱視は40歳頃までは直乱視が多く，それ以降は倒乱視が多くなる．

眼鏡，コンタクトレンズ，手術の使い分けの基本的な考え方

屈折異常に対しては，眼鏡もしくはコンタクトレンズ(CL)装用による保存的治療(図2)が一般的であるが，ライフスタイルに応じて高度な視機能が求められることが多くなっており，現在では屈折矯正手術も重要な選択肢の1つとなっている．各方法の長所・短所(表1)，屈折矯正手術の適応，術式選択の方法について解説する．

1．眼 鏡

眼鏡は近視・遠視・乱視に対する最も基本的な屈折矯正法である．素材はプラスチックが大半を占め，単焦点レンズと老視に対応した多焦点レンズがある．多焦点レンズは遠方を見る領域と近方を見る領域の二重焦点タイプ，さらに中間部を持つ三重焦点タイプ，遠方から近方になだらかに度数を変化させる累進屈折力レンズがある．

安価で装用が簡便，使用目的や加齢変化に合わせて調整が可能であり，眼外傷の場合を除くと合併症が少なく安全性が高い．しかし，強度屈折異常ではレンズが厚いため重たくなり，不同視を矯正する場合には像の大きさに左右差が生じる不等像視が起こる．また，角膜や水晶体の不整性に起因する不正乱視は複雑な屈折力の変化(高次収差)のため矯正できない．

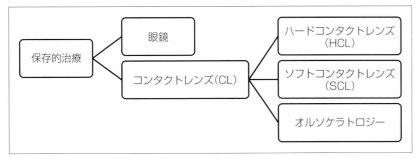

図 2. 保存的治療の種類
オルソケラトロジーは睡眠中に装用し，日中の裸眼視力を向上させる．

表 1. 各屈折矯正法の種類による長所と短所（文献 1 より引用）

	眼　鏡	コンタクトレンズ	屈折矯正手術
矯正精度	○	○	◎
不正乱視の矯正	×	○〜◎	◎
角膜形状異常がある眼の矯正	×	ハード◎，ソフト△	×〜△
安全性	◎	△	○
可逆性	◎	◎	×
利便性	△	○	◎
費　用	◎	○〜△	△

2．コンタクトレンズ(CL)

　眼鏡と同様に単焦点レンズと多焦点レンズがあり，素材・交換のサイクル・機能等によって選択肢が多い．強い不同視に対しては眼鏡より眼に接着させる CL のほうが適している．

　硬い素材のハードコンタクトレンズ(HCL)は耐久性があり，洗浄とレンズケースでの保存により長期間使用可能である．角膜形状異常眼で起こる不正乱視に対して矯正視力の改善が得られることが多い．中等度〜重症の円錐角膜に対しては多段階カーブ HCL を合わせる．水分を含み柔らかい素材のソフトコンタクトレンズ(SCL)は 2 週間交換 SCL が最も多く，次に 1 日使い捨てタイプが多く使用されている．

　利便性が高い一方で，角膜の酸素不足，ドライアイ，CL の汚れにより角膜上皮障害を生じやすくなる．頻度は低いものの，不適切な管理・装用により細菌・真菌・アメーバ等に感染すると角膜混濁や角膜融解による穿孔など重症化し，角膜移植が必要になる場合がある．CL の汚れや機械的摩擦，アレルギー体質でアレルギー性結膜炎を生じ，重症例では眼瞼結膜に巨大乳頭が形成され，視力低下をきたす場合があり，CL 装用の中止・抗アレルギー剤点眼などが必要となる．酸素透過性が低い CL の長期間使用により角膜周辺部の血管新生や角膜内皮細胞減少をきたすことがあるため，自覚症状がなくても定期的な検診が必要である．

3．オルソケラトロジー

　眼鏡や CL に頼らない裸眼生活を希望し，屈折矯正手術は躊躇する，または適応外の患者に対して現在可能な唯一の治療である．適応決定と治療は原則，日本眼科学会のガイドラインに従って行う(表2)．

　中央が扁平で周辺が急峻になっており，通常の CL と逆の後面構造を持つ HCL を就寝中に装用して角膜中央部を扁平に変形させて近視を矯正する．日中に裸眼で生活することが可能となり，装用を中止すると約2〜3週間で元に戻る．近視の程度が強いと矯正できないことや，就寝中に CL を装用することによる角膜感染症などの合併症が問題となることがある．

表 2. オルソケラトロジーの適応基準(日本眼科学会ガイドライン(第2版)より改変引用)

年　齢:原則 20 歳以上(20 歳未満は慎重に)
対　象:屈折値が安定している近視および乱視,眼疾患を有していない健常眼
　①角結膜に顕著なフルオレセイン染色がなく,Schirmer I 法試験で 5 分・5 mm 以上
　②角膜内皮細胞密度が 2,000 個/mm^{2}以上
屈折矯正量:
　①近視度数は原則として 4 D まで
　②乱視度数は 1.50 D 以下(明確な倒乱視または斜乱視については,十分に検討する)
　③角膜中心屈折力が 39.00 D から 48.00 D まで
　④治療後の屈折度は過矯正にならないことを目標とする
禁　忌:
　①前述の適応に適合しない
　②インフォームド・コンセントが得られない
　③定期検診に来院することが困難
　④妊婦,授乳中の女性あるいは妊娠の計画がある女性
　⑤免疫疾患あるいは糖尿病患者
　⑥CL 装用またはケア用品の使用によって眼表面あるいは眼付属器にアレルギー性の反応を起こす,または増悪する可能
　　性がある
　⑦前眼部に急性,亜急性炎症または細菌性,真菌性,ウイルス性などの活動性角膜感染症がある
　⑧角膜,結膜,眼瞼の疾患およびそれらに影響を及ぼす損傷,奇形などがある
　⑨重症な涙液分泌減少症(ドライアイ)
　⑩角膜知覚の低下
　⑪治療途中に車あるいはバイクの運転をする,視力変化が心身の危険に結びつくような作業をする患者で他の屈折矯正
　　方法を一時的にでも用いることが困難な場合
　⑫不安定な角膜屈折力(曲率半径)測定値あるいは強度に不正なマイヤー像を示す(不正乱視を有する)
慎重処方:
　①未成年者
　②薬物性のドライアイ等
　③暗所瞳孔径が大きい

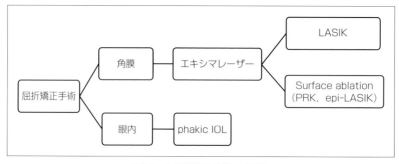

図 3. 屈折矯正手術の種類
LASIK:Laser *in situ* keratomileusis
PRK:Photorefractive keratectomy
epi-LASIK:Epipolis-LASIK

4. 手　術

　屈折異常の外科的治療法として屈折矯正手術がある.希望する理由は職業やスポーツ,外見で不利と感じる,災害時に不安を感じる,などさまざまである.主に角膜実質を切除するエキシマレーザー手術(角膜屈折力の矯正)と有水晶体眼内レンズ(phakic intraocular lens:phakic IOL)手術(水晶体屈折力の矯正)がある(図3).前者では LASIK(laser *in situ* keratomileusis)が最も多く行われている.角膜上皮が温存されるため術後疼痛が少なく,早期の視機能改善が可能である.術前に波面収差解析を行うことで,球面成分,正乱視成分以外の高次収差を測定し,不正乱視の矯正を行うことも可能である.後者に対する適応は

表 3. 屈折矯正手術の適応基準(日本眼科学会ガイドライン 2019 第七次答申より改変引用)

適 応：眼鏡・コンタクトレンズの装用が困難な場合，医学的あるいは他の合目的的な理由が存在する

エキシマレーザー手術
対 象：屈折度が安定しているすべての屈折異常(遠視，近視，乱視)
年 齢：18 歳以上(未成年者は親権者の同意を必要とする)
屈折矯正量：
　①近視度数は原則として 6 D(十分なインフォームドコンセントのもと 10 D まで)
　②遠視・乱視については矯正量の限度を 6 D とする
禁 忌：
　①円錐角膜
　②活動性の外眼部炎症
　③白内障(核性近視)
　④ぶどう膜炎や強膜炎に伴う活動性の内眼部炎症
　⑤重症の糖尿病や重症のアトピー性疾患など，創傷治癒に影響を与える可能性の高い全身性あるいは免疫不全疾患
　⑥妊娠中または授乳中の女性
　⑦円錐角膜疑い
慎 重：
　①緑内障
　②全身性の結合組織疾患
　③ドライアイ
　④精神薬(ブチロフェノン系向精神薬など)の服用者
　⑤角膜ヘルペスの既往
　⑥屈折矯正手術の既往

phakic IOL 手術
年 齢：18 歳以上(水晶体の加齢変化を十分に考慮し，老視年齢の患者には慎重に施術する)
屈折矯正量：6 D を超える近視(3 D 以上 6 D 未満の中等度近視および 15 D を超える強度近視には慎重に対応する)
禁 忌：
エキシマレーザー手術における①～⑥の事項および
　⑦浅前房および角膜内皮障害
慎 重：
エキシマレーザー手術における①～③の事項および
　④円錐角膜疑い症例

LASIK では矯正できない強度近視や角膜の脆弱性が疑われる症例であったが，矯正度数の範囲は徐々に広くなっている．日本では2010年に毛様体に固定する implantable collamer lens(ICL, STAAR Surgical 社)が初めて認可された．2014年に光学部中央に貫通孔がついた ICL(KS-Aqua-PORT)が承認され，従来必要であった虹彩切開が不要となった．2016 年には，夜間の視機能改善効果を期待して光学部径を大きくした貫通孔付きICL(モデル名：EVO＋)が登場している．いずれも術後良好な裸眼視力が得られることが知られているが，late onset myopia や水晶体の加齢変化を十分に考慮する．

適応決定と治療は原則，日本眼科学会のガイドラインに従って行う(表 3)．2019 年度の改訂では phakic IOL 手術の適応が緩和されており，留意する(表 3：下線)．

5．屈折矯正手術の適応検査および術式決定

　眼鏡および CL の使用歴，屈折矯正手術を希望する理由，希望する術式，全身疾患の有無や治療状況等について問診を行い，ガイドラインに沿って初診と術前の 2 回検査を行う(表 4)．

　視力は 40 歳以上では遠方だけでなく近方の裸眼・矯正・遠方矯正下の視力を測定し，術後手元の見え方を理解してもらう．屈折検査ではトロピカミド調節麻痺下で測定し，適切な屈折矯正度数

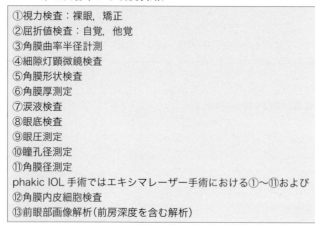

表 4. 術前スクリーニング検査（日本眼科学会ガイドライン 2019 第七次答申より改変引用）

①視力検査：裸眼，矯正
②屈折値検査：自覚，他覚
③角膜曲率半径計測
④細隙灯顕微鏡検査
⑤角膜形状検査
⑥角膜厚測定
⑦涙液検査
⑧眼底検査
⑨眼圧測定
⑩瞳孔径測定
⑪角膜径測定
phakic IOL 手術ではエキシマレーザー手術における①〜⑪および
⑫角膜内皮細胞検査
⑬前眼部画像解析（前房深度を含む解析）

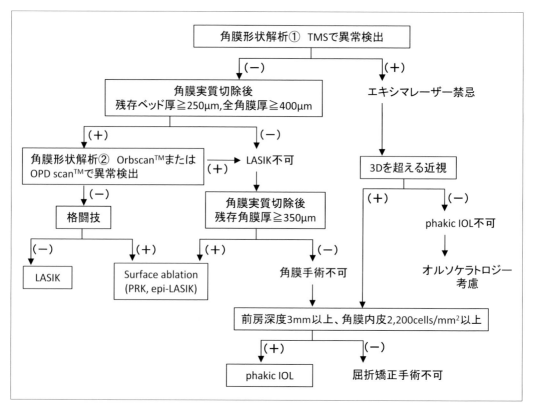

図 4. バプテスト眼科クリニックにおいて屈折矯正手術の適応および術式を決めるプロトコール

を確認する．

CL 不耐症を訴え，代わりの屈折矯正手段として希望する患者は，術前からドライアイ症状がある場合が多く，慎重適応となる．涙液蒸発亢進や点状表層角膜症（SPK）などドライアイ所見を認める場合はジクアホソルナトリウム点眼などドライアイ治療を行い，眼表面を安定化させる．眼底検査で視神経乳頭陥凹拡大を認めた場合は視野検査や光干渉断層検査（OCT）を行い，緑内障性変化の有無を確認する．

術式決定のプロトコールを図 4 に示す．初診時に自覚的屈折度から得られた予定切除量に比べて角膜厚が不足する，または角膜形状解析 TMS™-4（TOMEY 社）の円錐角膜診断で異常

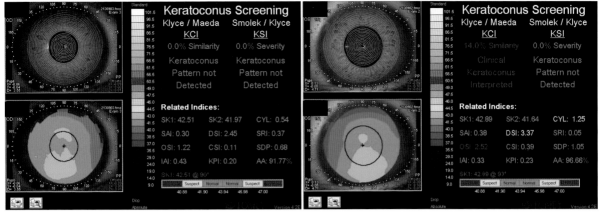

a | b

図 5. 角膜形状解析 TMSTM-4(TOMEY 社)の円錐角膜診断
　右眼(a)は正常だが，左眼(b)は KCI が陽性(赤色)で異常と判断する．Keratoconus index(KCI)は
　円錐角膜診断の特異度が高く，keratoconus severity index(KSI)は感度が高い．

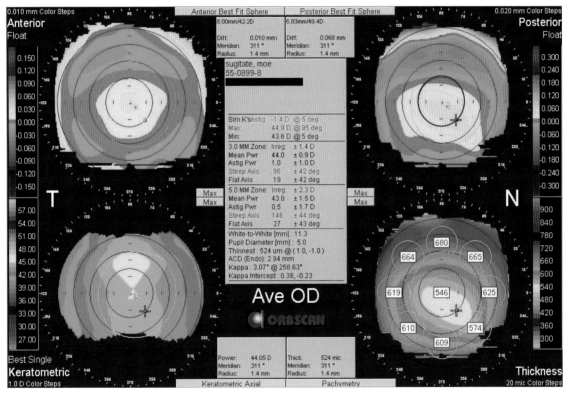

図 6. Orbscan™(Bausch & Lomb 社)
　右上の角膜後面 elevation map において中央径 3 mm 以内(赤丸)に 4 色以上の
　カラーコードスケールを認め，角膜後面形状異常があると判断する．

を検出した場合(図 5)，エキシマレーザー手術は禁忌となる．角膜拡張症(keratoectasia)のリスクを避けるために LASIK 術後の残存ベッド厚(角膜フラップ厚を除いた角膜厚)250 μm 以上，全角膜厚 400 μm 以上を条件としているが，術後に近視の戻り(regression)が生じることがあるため，追

加照射ができる厚みを十分に残すことが望ましい．
　CL 長期装用者は角膜形状異常がマスクされている可能性があるため，SCL を 2 週間，HCL を 3 週間以上装用中止した後に術前検査を行う．Orbscan™(Bausch & Lomb 社)で角膜後面の elevation map が「20 μm スケールで中央径 3 mm 以内

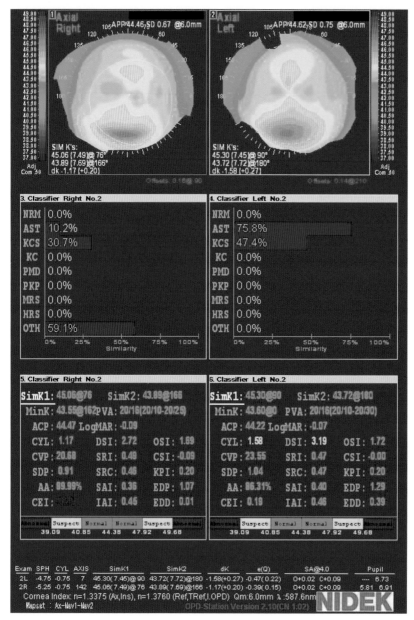

図 7.
OPD scan™の診断ツール
(OPD-Station Corneal Navigator)
両眼ともに KCS(keratoconus suspect)と判定され, 角膜形状異常があると判断する.

に 4 色以上」[2](図 6)もしくは OPD scan™の診断ツール(OPD-Station Corneal Navigator)で keratoconus(KC)または keratoconus suspect(KCS)と判定された場合(図 7), LASIK は keratectasia のリスクが高いと判断し, photorefractive keratectomy(PRK)または epipolis-LASIK(Epi-LASIK)などの surface ablation を進める. 結果が不安定で判断が難しい場合は日を改めて再検査を行う.

初診検査で適応を満たしても術前検査で異常を示す場合があるため, LASIK だけでなく surface ablation についても事前に説明しておく. 格闘技などで外力が加わる可能性がある場合は術前検査で角膜形状異常を検出しなくても surface ablation を選択する.

−10 D を超える強度近視や角膜厚が薄いためエキシマレーザー手術が不可能なもの, 角膜形状異常があるものの 3 D 以上の近視があり矯正視力が良好なものに対しては phakic IOL の適応検査を行う. 前房深度 3 mm 以上, 角膜内皮細胞密度は年齢を考慮するが 2,200〜2,800 cells/mm[2]以上を条件とする. 角膜・眼内手術のいずれも可能な

表 5. 屈折矯正手術の合併症（日本眼科学会ガイドライン 2019 第七次答申より改変引用）

エキシマレーザー手術	phakic IOL
①疼痛	①術後感染性眼内炎
②角膜感染症	②ハロー・グレア
③ハロー・グレア	③角膜内皮障害
④不正乱視	④術後一過性眼圧上昇およびステロイド緑内障
⑤ステロイド緑内障	⑤白内障
⑥上皮下混濁（主として PRK，LASEK）	⑥閉塞隅角緑内障
⑦Iatrogenic keratectasia	⑦網膜剝離
⑧フラップ異常（LASIK）	⑧近視性脈絡網膜萎縮
⑨Diffuse lamellar keratitis（LASIK）	⑨虹彩切開あるいは虹彩切除による光視症
⑩ドライアイ	

場合はそれぞれのメリット・デメリットについて説明のうえ，患者が希望する術式を選択する．

インフォームド・コンセント

正常眼に対して侵襲を加えるため手術後に元の状態に戻せないこと，頻度は低いものの合併症（表 5）を伴い視機能の低下をきたす場合があること，軽度近視については老視年齢に達した時に近方視に眼鏡が必要になる可能性があることを説明する．理解不足や過度な期待を持つ人も多く，注意を要する．また，左右差や視力の数値に強いこだわりがある場合には術後良好な結果であっても満足が得られにくいため，手術で解決しない可能性を伝えるなど慎重な対応を要する．

まとめ

屈折矯正手術は長く LASIK が主流であり長期的に近視の戻りが少なく安定していることが報告されている[3]．一方，近年は角膜を削らない phakic IOL が増加している．従来は LASIK で矯正できない強度近視が対象であったが，2019 年よりガイドラインが改訂され，慎重対応であるが，3 D 以上 6 D 未満の中等度近視も適応となった．軽度・中等度近視眼において LASIK に比較して高次収差の増加が有意に少なく，コントラスト感度も向上し，重篤な合併症を認めないことが報告さ

れており[4]，費用面では LASIK より高額であるものの，今後さらに増加が予想される．また，3〜4 D の近視はオルソケラトロジーの適応もあり，裸眼視力の向上を希望する患者に対して適切な治療を選択するために，各々の特性をよく理解する必要がある．

文　献

1) 中澤　満，村上　晶，園田康平（編）：標準眼科学第14版，医学書院，2018.
2) Tanabe T, Oshika T, Tomidokoro A, et al：Standardized color-coded scales for anterior and posterior elevation maps of scanning slit corneal topography. Ophthalmology, **109**：1298-1302, 2002.
3) 中村　葉，稗田　牧，山村　陽ほか：Laser in situ keratomileusis と trans-epithelial photorefractive keratectomy の術後 7 年の経過比較．日眼会誌，**120**：487-493，2016.
4) Kamiya K, Shimizu K, Igarashi A, et al：Posterior chamber phakic intraocular lens implantation：comparative, multicentre study in 351 eyes with low-to-moderate or high myopia. Br J Ophthalmol, **102**：177-181, 2018.
   Summary　Hole implantable collamer lens（hole ICL）挿入後 1 年までの経過観察で，−6 D までの軽度から中等度近視群が従来適応とされていた−6 D 以上の強度近視群と同等の良好な結果が得られた多施設研究の報告．

ICLの視力矯正は進化を続けます。

EVO⁺ Visian ICL

Featuring KS-AquaPORT®

Evolution in Visual Freedom.™

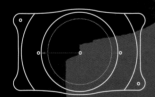

EVO+ の大きな有効光学部は、瞳孔径の大きな若年世代の患者や夜間の見え方の改善効果が期待されます[1]。

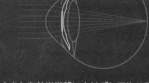

大きな有効光学部によりグレアやハロー、高次収差の原因となるレンズ効果の無いゾーンを透過する光を低減することが期待されます。

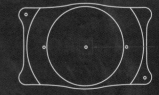

光学部中心に貫通孔を設けた KS-AquaPOR™
・貫通孔を経由した房水流路の維持[2]
・術前虹彩切除 (LI) が不要化
・粘弾性物質の除去の容易化

1. Domínguez-Vicent A. et al. Optical quality comparison between 2 collagen copolymer posterior chamber phakic intraocular lens designs. J Cataract Refract Surg 2015; 41:1268–1278
2. Alfonso JF, Lisa C, Fernández-Vega Cueto L, Belda-Salmerón L, Madrid-Costa D, Montés-Micó R. Clinical outcomes after implantation of a posterior chamber collagen copolymer phakic intraocular lens with a central hole for myopic correction. J Cataract Refract Surg. 2013 Jun;39(6):915-21

販売名：アイシーエル KS-AquaPORT   医療機器承認番号：22600BZX00085000

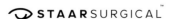 STAAR SURGICAL™

製造販売元
スター・ジャパン 合同会社
〒272-0001 千葉県市川市二俣 717-30
製造元：スターサージカル社
www.staar.co.jp

製品に関する問い合わせ
ICL サポートダイアル
047-390-7306

MB OCULI. No. 85：11−21, 2020

特集／よくわかる屈折矯正手術

視機能の評価方法

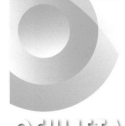

二宮さゆり*

Key Words： 視機能の質(quality of vision), 波面収差解析(wavefront analysis), コントラスト感度(contrast sensitivity), ハロー・グレア(halo & glare), 患者報告アウトカム(patient-reported outcome)

Abstract： 一般的に視力検査といえば, 高コントラスト視力表を用いた遠見 5 m, 近見 30 cm の視力測定を意味する. しかし近年多様化している屈折矯正手術, 多焦点眼内レンズ, 多焦点コンタクトレンズなどは視機能に付加価値を与えるための治療手段でもあり, 単に「良い視力」としか表現できない(高コントラスト視力検査ではその差を評価することができない). 波面収差解析, 各種コントラスト感度検査, 視距離を変えた視力検査, 患者報告アウトカム, 自覚的な見え方をシミュレーション画像として作成可能なアプリケーションソフトは, 微細な視機能の違いを描出可能な視機能検査方法として注目され始めている.

はじめに

近年の屈折矯正手術は, 単にピントを合わせる手段にとどまらず, 既存の視機能を向上させ, 付加価値を与える手段となりつつある. 医師は患者のニーズを捉え, どのような屈折矯正手段を選択すべきかの熟考が求められる. そして治療後の視機能を他覚的・自覚的に評価し, 医師や患者へフィードバックすることで, この分野全体の発展が成り立つ. 眼の屈折を変える手段としては, 眼鏡, コンタクトレンズ(CL), LASIK をはじめとする屈折矯正手術, そして各種の眼内レンズを用いる白内障手術などがある. それら視機能に大きな変化をもたらす手段を評価するために, 日常臨床で用いやすい視機能検査を念頭に置いて解説したい.

他覚的検査

<波面収差解析>

患者の視機能を他覚的に表現できる検査方法は限られているが, 波面収差解析は臨床で用いやすい検査方法である. 眼の波面収差解析では角膜から網膜の間の光学特性を捉え, 収差を数値として表したり, 見え方をシミュレーション像として表現したりすることが可能である(網膜以降の高次の視機能は反映していない). 円錐角膜などの角膜形状異常, CL 装用眼, LASIK などの屈折矯正手術後, 眼内レンズ挿入眼など, 何らかの治療を行った場合の眼の光学特性や視機能変化を他覚的に表現できることは臨床上有用である. ただし, 回折型の多焦点眼内レンズや, ハルトマン像が得られない KAMRA Inlay 挿入眼(図 1)など, Hartmann-Shack 波面センサーを用いた測定ができない症例もある.

円錐角膜に CL の処方を行った場合の視機能評価に波面収差解析が有用であった例を図 2 に示す. この患者の職業は外科医師で, 執刀中のハー

* Sayuri NINOMIYA, 〒664-0851　伊丹市中央1-5-1　伊丹中央眼科, 院長

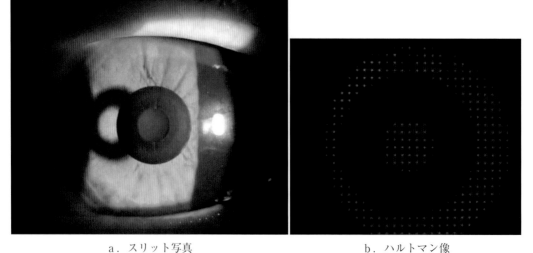

a．スリット写真　　　　　　　　　　　　b．ハルトマン像

図 1．KAMRA Inlay の症例

KAMRA Inlay によりハルトマン像のドット抜けが生じるため，収差解析が行えない．

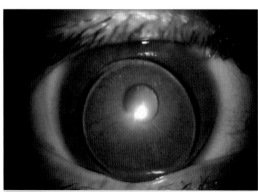

a
b

図 2．

円錐角膜に piggybag 処方を行った症例

　a：Piggybag 時のスリット写真．HCL は SCL 上を動き，
　　下方に偏位しがちとなりセンタリング不良となる．

　b：Piggybag の波面収差解析．HCL の下方偏位により上
　　下のコマ収差が大きい．

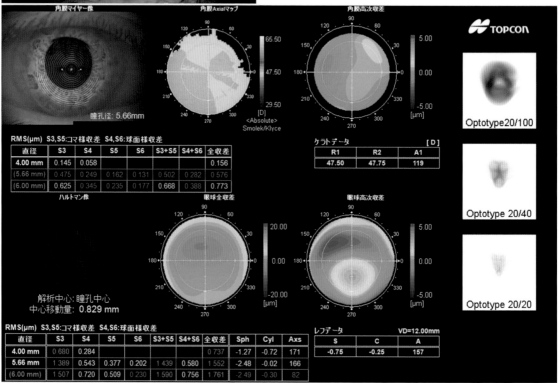

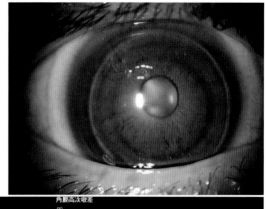

図 3.
ハイブリッドレンズ装用時(図2と同症例)
　a：ハイブリッドレンズ(EyeBrid Silicone, LCS 社製)装用時のスリット写真．ハイブリッドレンズは中央部HCL，周辺部 SHSCL の一体型レンズであるため，センタリングは常時良好である．
　b：ハイブリッドレンズ装用時の波面収差解析．HCL のセンタリングが確保され上下のコマ収差は改善されている．

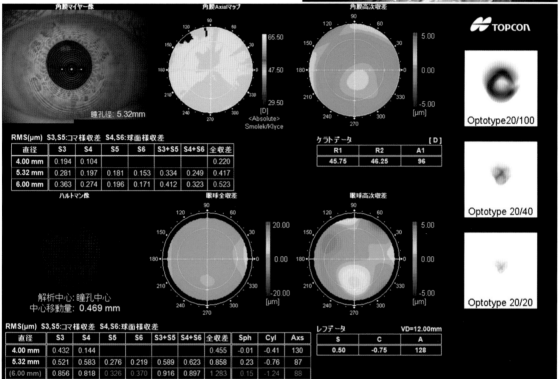

RMS(μm)　S3,S5:コマ様収差　S4,S6:球面様収差

直径	S3	S4	S5	S6	S3+S5	S4+S6	全収差
4.00 mm	0.194	0.104					0.220
5.32 mm	0.281	0.197	0.181	0.153	0.334	0.249	0.417
6.00 mm	0.363	0.274	0.196	0.171	0.412	0.323	0.523

ケラトデータ　[D]

R1	R2	A1
45.75	46.25	96

RMS(μm)　S3,S5:コマ様収差　S4,S6:球面様収差

直径	S3	S4	S5	S6	S3+S5	S4+S6	全収差	Sph	Cyl	Axs
4.00 mm	0.432	0.144					0.455	-0.01	-0.41	130
5.32 mm	0.521	0.583	0.276	0.219	0.589	0.623	0.858	0.23	-0.76	87
(6.00 mm)	0.856	0.818	0.326	0.370	0.916	0.897	1.283	0.15	-1.24	88

レフデータ　VD=12.00mm

S	C	A
0.50	-0.75	128

ドコンタクトレンズ(HCL)脱落を防ぐために piggybag 処方(シリコンハイドロゲル・ソフトコンタクトレンズ(SHSCL)＋HCL(図 2-a)を行っていた．CL 上の視力は通常の高コントラスト視力検査で1.0以上で，HCL 単独の時に比べ装用感の向上は得られていた．しかし，瞬目により HCL はSHSCL 表面上を上下し，注視により開瞼が続くと HCL は下方に偏位しがちであったため，見え方の不安定さを感じていた．HCL のセンタリングを改善すべく，ハイブリッドレンズ(EyeBrid Silicone，製造：フランス LCS 社，輸入販売：株式会社テクノピア)の処方を行った．ハイブリッドレ

ンズは中央部に HCL，周辺部は SHSCL の一体型レンズであるため，センタリングは常時良好な状態となる(図 3-a)．視力検査では1.0と piggybag処方時と数値は同じであったが，波面収差解析結果では piggybag 装用時(図 2-b)には HCL の下方偏位により上下のコマ収差が大きかったのに比べ，ハイブリッドレンズ装用時では HCL のセンタリングが確保され上下のコマ収差は改善している(図 3-b)．図 4 は裸眼，piggybag，ハイブリッドレンズ(EyeBrid Silicone)装用時の，ランドルト環シミュレーション像の比較である．円錐角膜は裸眼の状態では下に尾を引く彗星のような見え

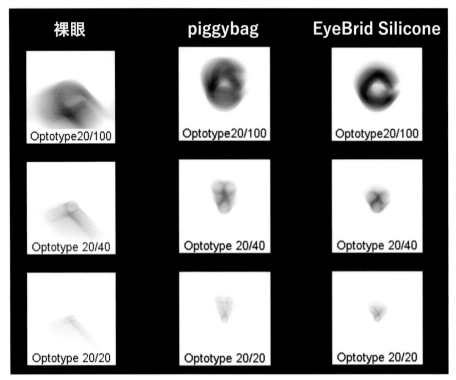

図 4. ランドルト環シミュレーション：裸眼，piggybag，EyeBrid Silicone
円錐角膜は裸眼の状態では下に尾を引く彗星のような見え方になるのが特徴的.
HCL 装用時には逆に上側に尾を引く像となる．Piggybag に比べ，ハイブリッド
レンズでは見え方の質も改善されている．

方になるのが特徴的だが，HCL 装用時には角膜前面の不正乱視のみ矯正され角膜後面は残存するため，逆に上側に尾を引く像となる．Piggybag でHCL のセンタリングが悪い場合，その上側への滲みも強い．しかしハイブリッドレンズでセンタリングが改善されると，見え方の質も改善されていることがわかる．

波面収差解析は屈折矯正手術後眼のフォローにも有用である．2000 年代初頭に LASIK を受けた患者の中には，老視や初期白内障を迎える年齢になりつつある世代がいる．LASIK 術後は裸眼で快適に過ごせていたのに，何となく見辛さを感じ始めたのは，LASIK に起因するハローやグレア，老視のせいだと諦めている場合がある．しかし，それは初期の核白内障による若干の近視化など，低次収差の変化が高次収差に加わって裸眼視力に影響している可能性もある．図 5-a に LASIK 術後に初期の核白内障による近視化が起こっている症例を示す．低次収差も反映したランドルト環シミュレーション像（遠見）は焦点ズレの影響でボケが強いが，眼鏡で補正可能な低次収差を除くと見え方が改善されることがわかる（図 5-b）．つまり，この LASIK 後眼でも眼鏡もしくは SCL で矯正さえすれば自覚的な見え方は改善されることを示している（図 6）．眼の収差は加齢により変化する．元来は裸眼で過ごしたい願望が強かった屈折矯正手術後の患者であっても，ライフステージに合わせ必要時には眼鏡や CL のアシストを提案することも必要である．

自覚的検査

＜コントラスト感度＞

視機能としての形態覚は，通常，白地に黒文字，つまりコントラストが 100% の高コントラスト視標を用いて「視力」として評価されている．しかし日常生活では，見ようとする物体の色と背景色が近い場合（コントラストが低い），輪郭が不鮮明であることも多い．コントラスト感度の測定は，画

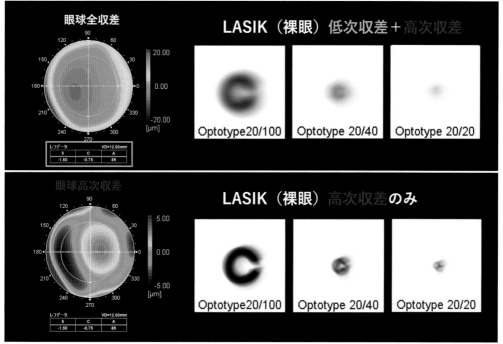

図 5．低次収差の有無によるランドルト環シミュレーション像の違い
低次収差（眼鏡で補正可能）を反映したランドルト環シミュレーション像
（遠見）は焦点ズレの影響でボケが強いが（a），低次収差を除くだけで見
え方が改善される（b）．

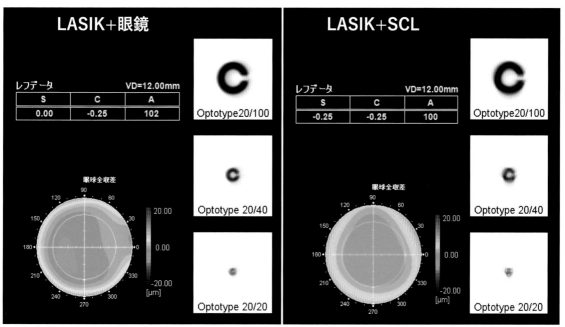

図 6．LASIK 後眼を眼鏡，SCL で矯正した場合
LASIK 後眼でも，眼鏡もしくは SCL で矯正すれば自覚的な見え方は改善する．

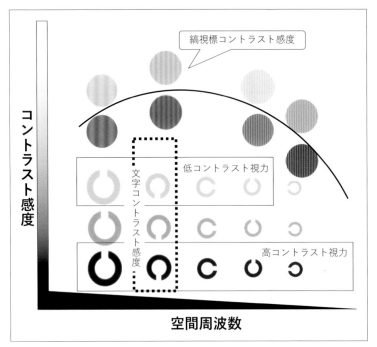

図7.
低コントラスト視力，文字コントラスト感度，縞視標コントラスト感度の関係
高コントラスト視力は視力不良な症例に，低コントラスト視力は視力が比較的良好な症例の視機能検査に向いている。

像光学で用いられている空間周波数(modulation transfer function：MTF)測定という概念を視覚系に応用し，日常生活における形態覚全体を定量的に表わそうとしたものである[1)2)]．コントラストは(最大輝度−最小輝度)/(最大輝度＋最小輝度)と定義され，認識できるコントラストの最小値をコントラスト閾値，その逆数をコントラスト感度と呼ぶ．低コントラスト視力検査は比較的視力の良い症例，つまり従来の視力検査(高コントラスト)では異常を指摘できないものの，見え方に不満を訴えるような症例が良い対象である．コントラスト感度の検査方法は大別すると以下に分けることができる．

①低コントラスト視力：コントラストは一定で，視標の大きさを変化させる．

②文字コントラスト感度：コントラストが変化し，視標の大きさは一定．

③縞視標コントラスト感度：コントラスト，視標の大きさともに変化する．

④距離別コントラスト感度：視標の距離を変化させ測定したコントラスト感度．

図7に①～③のコントラスト感度検査の関係を示す．

1．低コントラスト視力

ある一定の低いコントラストに保たれた視標の大きさを徐々に変化させ，そのコントラストにおける視力の cut off 値を調べる．例えば，図8の CSV-1000 LanC 10% chart は，ランドルト環視標の logMAR 視力表である ETDRS(Early Treatment of Diabetic Retinopathy Study)を低コントラスト(10%)にしたチャートである．各段に5つの視標が等間隔に配置されており，1つの視標に対し 0.02 logMAR 単位を割り当てている．正確に読めた視標の合計数で視力を求める．

2．文字コントラスト感度

文字コントラスト感度の視標は，視標の大きさは常に一定で，コントラストが変化する．図9の CSV-1000LV chart では8段階のコントラストレベルに各3文字ずつ，全部で24文字配置されており，被検者が正答できた文字の数を記録する．極めて単純な検査なので被検者の性格やその日の疲労度に左右されにくいという利点がある．

3．縞視標コントラスト感度

特定の空間周波数におけるコントラスト感度を測定するために，鮮明な縞模様ではなく，正弦波として濃淡が連続的に変化する縞模様を用いる．

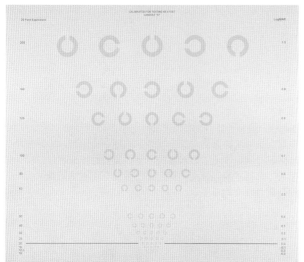

図 8. 低コントラスト視力測定チャート
（CSV-1000 LanC 10% chart）

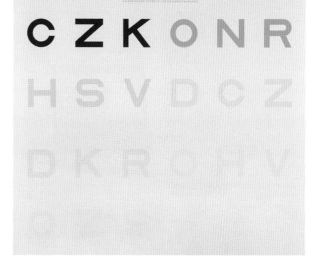

図 9. 文字コントラスト感度測定チャート
（CSV-1000LV chart）

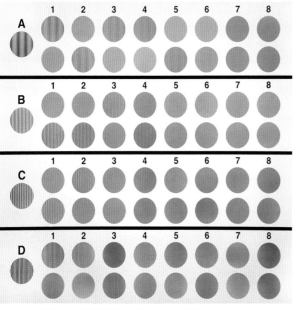

図 10. 縞視標コントラスト測定チャート
（CSV-1000E chart）

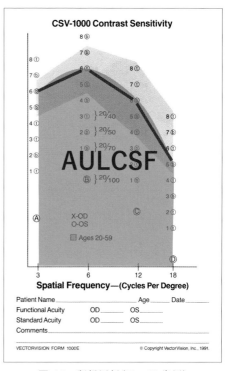

図 11. 記録用紙（20～59 歳用）
各 周 波 数 の 値 や グ ラ フ の 下 部 面 積
（AULCSF）で視機能を数値として比較
が可能である。

図 10 は縞視標コントラスト測定チャート（CSV-1000E chart）である。チャートの縞模様は 3, 6, 12, 18 cycle/degree（cpd）と，下の段ほど細かさ（空間周波数）を増し，右に行くほどコントラストが低くなる。Cycle/degree という単位は，視角 1° あたりの縞の本数である。被検者はそれぞれの段について上下どちらに縞模様があるかを答え，認識できる最小のコントラスト（コントラスト閾値）を求める。各周波数において最後の正答をプロットし，記録用紙（年代別になっている）に折れ線グラフとしてつなぐ。各周波数の値比較，もしくは折れ線グラフの下部面積（AULCSF：area under the log contrast sensitivity function：図 11）を求めることで，数値として比較が可能である。

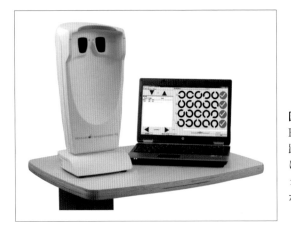

図 12.
Binoptometer®4P（OCULUS 社）
距離別視力・距離別コントラスト感度を片眼もしく
は両眼で測定することが可能．その他にも薄明視，
グレア負荷，調節範囲の測定など多様な視機能検査
が搭載されている．

4．距離別視力・距離別コントラスト感度

多焦点眼内レンズ挿入眼，多焦点 CL 装用眼，老視年齢に入った屈折手術後眼においては，距離別の視力評価が必要となる．Binoptometer® 4P（OCULUS 社：図 12）は，覗き込み型でコンパクトなつくりになっており，距離別視力・距離別コントラスト感度を片眼もしくは両眼で測定することが可能である．測定距離は遠方から近方まで任意に選ぶことができる．1 m〜30 cm は 1 cm 刻みの設定ができ，内蔵の矯正レンズ機能にて−3.5〜＋4.5 D の度数付加が可能である．距離別視力を測定することで，各種の多焦点眼内レンズの特徴を捉えることが可能である[3]．Binoptometer® 4P はその他にも，薄明視，グレア負荷，調節範囲の測定など多様な視機能検査が搭載されている．

患者報告アウトカム

何らかの医療行為の効果判定に対し，患者の主観的評価の重要性が認識されはじめている．患者報告アウトカム（patient reported outcome：PRO）とは，面接もしくは自己記入式質問票または健康状態・治療についての日誌などのデータ収集ツールを介し，患者から直接得られる情報のことである．Basch ら[4]は腫瘍学の臨床試験における治療効果の評価において，患者の主観的な判断が伴う項目（疼痛や疲労など）では，医師と患者の評価に乖離があったことを示し，治療効果の判定

には医療者の評価だけではなく，患者の主観的な評価を導入すべきと示唆した．とはいえ患者の主観を科学的に評価することは難しく，その方法について議論されてきたが，2009 年に米国食品医薬品局（FDA）[5]により患者の主観面を科学的に評価するための PRO の計量心理学的（心を科学的に表現する）な検討についてガイダンスが作成され，以来，PRO は広く臨床の場でも用いられるようになっている．

眼科領域においても屈折異常に対し Refractive Status and Vision Profile（RSVP）[6]が作成されている．内容は，まず年齢，性別，眼鏡や CL の装用状態，健康状態に関する質問事項が 16 問あり，その後に RSVP に関する質問が 42 問ある．各質問に対し，満足度が高い（障害がない）場合は 0 点，少し問題があった場合は 1 点，まあまあの場合は 2 点，かなり問題があった場合は 3 点，非常に問題があった場合は 4 点と評価する．つまり点数が低いほど満足度が高く，点数が高いと不満足の度合いが大きい評価となる．回答した質問に対する平均点を求め，それを 25 掛けして全体のスコアを求める．また 8 つのサブスケール項目（心配，期待，社会活動，運転，症状，見え方，グレア，矯正レンズの問題）についてもスコアを計算する．日本語版 RSVP を用いて，稗田らは LASIK 後の患者報告アウトカムを報告している[7]．その結果，LASIK 術後の 90％が大変満足しており，全体のスコアも 94％が不変もしくは改善したと回答し

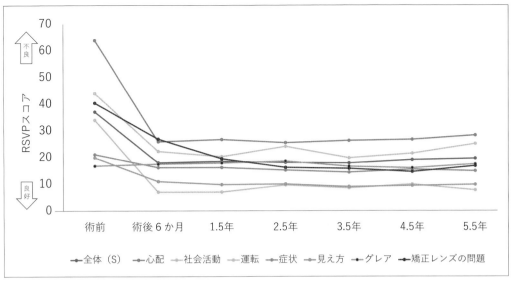

図 13. LASIK 術後の RSVP スコア経時的変化（文献 7 より改変）
点数が低いほど満足度が高く，点数が高いと不満足の度合いが大きい評価となる．

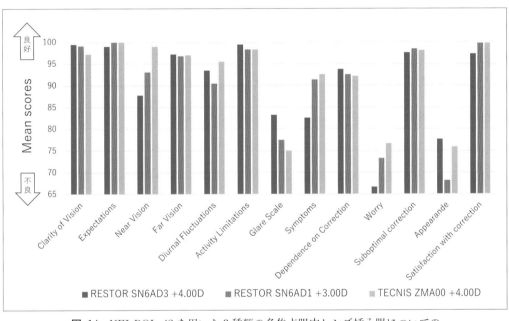

図 14. NEI RQL-42 を用いた 3 種類の多焦点眼内レンズ挿入眼についての
患者報告アウトカム（文献 8 より改変）

ていた．そして LASIK 術後 6 か月で全体および
各サブスケールのスコアも術前に対して有意に改
善し，その後 5.5 年間変化することなく安定して
いたとしている（図 13）．また Cillino らは National
Eye Institute Refractive Error Quality of Life
Instrument（NEI RQL-42）を用い，3 種の多焦点
眼内レンズ挿入眼について患者報告アウトカムを
調べている（図 14）[8]．3 種の多焦点眼内レンズは

一般的な自覚的視力検査（非矯正下近見視力，遠
方矯正下近見視力，近見矯正視力など）で統計学
的な差は認められなかったものの，NEI RQL-42
では「満足度」などの項目で有意差が描出されたこ
とを報告している．多焦点眼内レンズはその光学
性や neural adaptation の考慮が必要なことより，
他覚的評価が難しいという課題を抱えているが，
患者報告アウトカムを活用することで，臨床的に

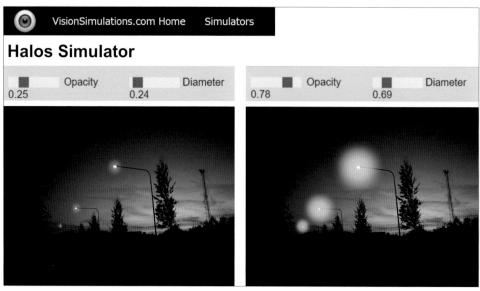

図 15. オンライン上の無料アプリケーションソフト例（Halos Simulator）
患者は自覚するハローのイメージを，濃さを opacity で，大きさを diameter の
カーソルで調節し，シミュレーション像として再現する．

有用な情報を得ることが可能ではないかと推測さ
れる．

見え方のシミュレーター

アプリケーションソフト（以下，App）を使って，
ハローやグレアなどの程度をシミュレーション画
像として表現するという方法もある．なかでも
Halo & Glare simulator computer software（Eye-
land-Design network GmbH）は多焦点眼内レン
ズ挿入後眼の視機能評価に用いられることもある
有料の App である[9]．自分の見え方のイメージに
近い画像に加工する際，0～100 の間の数値で選択
するので，その数値を用いれば定量的に表現する
こともできる[10]．オンライン上には無料の App も
多々あるので，患者とのコミュニケーションツール
として気軽に利用することも可能である（図 15）．

おわりに

屈折矯正手術をはじめとして，眼の屈折を変え
る手段は急速に多様化している．それぞれの手段
がどのような目的のために用いられるのか，視機
能にどのような違いをもたらしているのか，患者
は実際どのくらい満足しているのかを知るため
に，微細な違いを検出できる視機能検査や患者の

主観的評価が必須となってきている．そして，そ
れら検査を通じて医療者と患者がスムーズに意思
疎通を行えるようになれば，付加価値医療の更な
る発展につながるだろうと考えられる．

文 献

1) 山出新一，黄野桃世：コントラスト感度（MTF）
   の考え方．眼科，**33**：57-68，1991.
2) 山出新一：コントラスト感度．眼科診療プラク
   ティス 18 眼科診断機器とデータの読み方，文
   光堂，pp. 188-192，1995.
3) 長谷川優実：さまざまな視機能検査がこれ一台で
   可能！Binoptometer® 4P. 視覚の科学，**40**：64-
   67，2019.
   Summary 多機能視力検査機器 Binoptometer®
   4P の機能と使い方を具体的に説明している文献.
4) Basch E, Iasonos A, McDonough T, et al：Patient
   versus clinician symptom reporting using the
   National Cancer Institute Common Terminology
   Criteria for Adverse Events：results of a ques-
   tionnaire-based study. Lancet Oncol, **7**：903-
   909, 2006.
5) FDA：Guidance for industry, patient-reported
   out-come measures：use in medical product
   develop-ment to support labeling claims. 2009.
   http://www.fda.gov/downloads/Drugs/Guidances/
   UCM193282.pdf

6) Vitale S, Schein OD, Meinert CL, et al：The refractive status and vision profile. A questionnaire to measure vision-related quality of life in persons with refractive error. Ophthalmology, **107**：1529-1539, 2000.

7) 稗田　牧, 中村　葉, 脇舛耕一ほか：Laser in situ keratomileusis の患者報告アウトカム．日眼会誌, **120**：390-395, 2016.
   Summary　LASIK 後の視機能について，患者報告アウトカムを用いて評価を行った文献.

8) Cillino G, Casuccio A, Pasti M, et al：Working-age cataract patients：visual results, reading performance, and quality of life with three diffractive multifocal intraocular lenses. Ophthalmology, **121**：34-44, 2014.

9) Piovella M, Colonval S, Kapp A, et al：Patient outcomes following implantation with a trifocal toric IOL, twelve-month prospective multicenter study. Eye, **33**：144-153, 2019.

10) 野口三太朗：Glare & Halo simulator. 眼科グラフィック, **8**：693-700, 2019.
   Summary　Halo & Glare simulator computer software（Eyeland-Design network GmbH）の使い方を具体的に説明した文献.

MB OCULI. No. 85 : 22-31, 2020

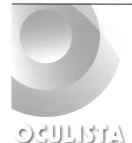

特集／よくわかる屈折矯正手術

屈折矯正手術の種類

福岡佐知子*

Key Words : 表面照射(surface ablation), laser *in situ* keratomileusis：LASIK, implantable collamer lens：ICL, 多焦点眼内レンズ(multifocal intraocular lens), エキシマレーザー(excimer laser), フェムト秒レーザー(femtosecond laser)

Abstract：屈折矯正方法には眼鏡やコンタクトレンズがあるが, 第3の方法として手術療法が挙げられる. 近視矯正手術の歴史は古いが, 1980年代に登場したエキシマレーザーの技術は素晴らしく, laser *in situ* keratomileusis(LASIK)は世界中に広まった. その後登場したフェムト秒レーザーは, 精度と安全性の良さから, 角膜実質切除のみを行うSMILEという新しい術式を生み出した. 有水晶体眼内レンズ手術であるimplantable collamer lens(ICL)も良好な視機能と安全性が報告され, 近年症例数は急速に増加している.

　また, 白内障手術においても, 計算式や生体計測機器の発達, 次々に登場する高機能眼内レンズなど, 各々の技術は飛躍的に進化している. 近年は白内障治療に合わせて屈折異常も同時に治療することが一般的となってきている.

　このように, 手術によって裸眼で見えるという目標を達成するための安全性や環境, 技術は十分に整ってきている. 私たちは, より患者に合った方法を選択するために, この発達してきた多くの術式を熟知しておく必要がある.

はじめに

　近視や遠視, 乱視, 老視, いわゆる屈折異常に対して, 従来は眼鏡やコンタクトレンズによる矯正が主な方法であった. 近年, レーザーや眼内レンズ(intra ocular lens：IOL)の技術が進化したことにより, 屈折異常に対しても, より良好な裸眼視力を得るために手術が行われるようになった. これらの屈折異常を矯正する方法は, 角膜による手術と, IOLによる手術の2つに分けられる(表1). ここでは, これらの手術の種類について紹介する. どの手術も健常眼に対する手術であるため, 術後の臨床成績が良いことはもちろんのこと, より高い安全性が求められる.

* Sachiko FUKUOKA, 〒550-0024　大阪市西区境川1-1-39　多根記念眼科病院, 副院長

屈折矯正手術の適応基準

　日本眼科学会屈折矯正委員会による2019年の国内ガイドライン(第7版)[1]によると, 適応は屈折度が安定しているすべての屈折異常(遠視, 近視, 乱視)である. 年齢は18歳以上で, 未成年者は親権者の同意を必要とする. 有水晶体眼内レンズ(phakic IOL)手術は, エキシマレーザー手術に加え, 水晶体の加齢変化を十分に考慮し, 老視年齢の患者には慎重に施術する. 屈折矯正量はエキシマレーザー手術の場合, 近視矯正は6Dまでとし, この基準を超える場合には十分なインフォームド・コンセントのもと, 10Dまでとなっている. なお, 矯正量の設定は術後に十分な角膜厚が残存するように配慮する. 遠視・乱視矯正は6Dまでである. Phakic IOL手術は, 6D以上の近視

表 1. 屈折矯正手術の種類

とし，3 D 以上 6 D 未満の中等度近視および 15 D を超える強度近視には慎重に対応と定められている．実施が禁忌や慎重実施の詳細に関してはガイドラインを参照していただきたいが，円錐角膜症例ではエキシマレーザー手術は禁忌であり，phakic IOL 手術では，進行性円錐角膜症例は禁忌，円錐角膜疑い症例や，非進行性の軽度円錐角膜症例は慎重実施となっている．

角膜による屈折矯正手術

1．角膜屈折矯正手術の変遷

最初に角膜屈折矯正手術が行われたのは 1939 年で，順天堂大学の佐藤 勉教授が角膜前後面放射状切開を開発した．短期成績は良かったが，その後に水疱性角膜症が発生したため普及しなかった．1979 年に Fyodorov ら[2]が角膜前面のみを切開する放射状角膜切開術(radial keratotomy：RK)を開発した．水疱性角膜症のリスクは減ったが，術後角膜の脆弱性や，屈折の変動などさまざまな問題を抱えていた．その後 excimer laser(エキシマレーザー)の登場により RK は施術されなくなり，1980 年代より photorefractive keratectomy(PRK)や laser *in situ* keratomileusis (LASIK)が登場した．誰もが予測通り安定した結果が得られる術式として普及していった．2002 年にはフェムト秒レーザー(femtosecond laser：FS レーザー)が登場した．コンピューター制御下で，精密かつ安全に LASIK フラップを作製することができるようになった．近年では FS レーザーだけを使用した refractive lenticle extraction (ReLEx)と呼ばれる新たな角膜屈折矯正手術が登場し，症例数が増加してきている．

2．角膜屈折矯正手術に使用されるレーザー

角膜屈折矯正手術には，エキシマレーザーと FS レーザーの 2 種類のレーザーが使用されている．

a）エキシマレーザー

<u>E</u>xcited <u>d</u>imer(励起状態にある二量体)<u>l</u>ight <u>a</u>mplification by <u>s</u>timulated <u>e</u>mission of <u>r</u>adiation

（放射の誘導放出による光の増幅現象）より作られた造語である．その機序は，アルゴンガス(Ar)とフッ素ガス(F2)を高圧放電で励起すると結合し，フッ化アルゴン(ArF)を生成するが，すぐに解離して，エキシマレーザーと呼ばれる波長 193 nm の紫外線を放出する．このレーザーは約 6.4 eV の高エネルギーを持ち，このレーザーを照射することによって組織の分子間結合を直接解離し，蒸散する．熱を発生させない特徴を持ち，非常に精密に組織を平滑に削り，切除(photoablation：光切除)することができる(図 1)．

b）フェムト秒レーザー

波長 1,053 nm の近赤外線レーザーで，角膜実質内で焦点を結ぶと球形のプラズマ爆発が発生し，数 μm の空隙ができる．これが周囲組織に熱変性や衝撃をほとんど与えることなく分子レベル

表 1. 屈折矯正手術の種類

1．角膜による屈折矯正手術
a）角膜周辺
　RK(radial keratotomy)
　AK(astigmatic keratotomy)
　LRI(limbal relaxing incision)
b）角膜中央
　（i）表面照射：surface ablation
　　PRK(photorefractive keratectomy)
　　LASEK(laser-assisted subepithelial keratectomy)
　　Epi-LASIK(epipolis-laser *in situ* keratomileusis)
　（ii）実質切除
　　LASIK(laser *in situ* keratomileusis)
　　ReLEx(refractive lenticule extraction)
　　FLEx(femtosecond lenticule extraction)
　　SMILE(small incision lenticule extraction)
c）その他
　（i）角膜クロスリンキング(corneal collagen cross-linking：CXL)
　（ii）角膜内リング(intra corneal ring segment：ICRS)

2．眼内レンズによる屈折矯正手術
a）有水晶体眼内レンズ(phakic IOL)
　（i）前房型(anterior chamber phakic IOL)
　　隅角支持型(angle supported phakic IOL)
　　虹彩支持型(iris supported phakic IOL)
　（ii）後房型(posterior chamber phakic IOL)
　　ICL(Implantable Collamer Lens：ICL))
b）水晶体摘出 clear lens extraction(CLE)
　（i）Refractive lens exchange(RLE)
　　多焦点 IOL
　　　屈折型 IOL(refractive IOL)
　　　回折型 IOL(diffractive IOL)

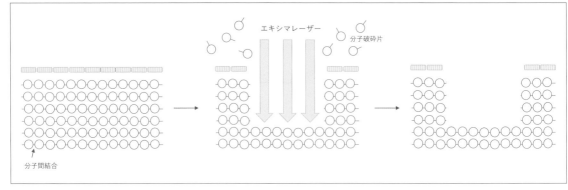

図 1. エキシマレーザーの機序

アルゴンガス(Ar)とフッ素ガス(F2)を高圧放電で励起すると結合し，フッ化アルゴン(ArF)を生成するが，すぐに解離して，エキシマレーザーと呼ばれる波長 193 nm の紫外線を放出する．このレーザーは約 6.4 eV の高エネルギーを持ち，このレーザーを照射することによって組織の分子間結合を直接解離し，蒸散する．熱を発生させない特徴を持ち，非常に精密に組織を平滑に削り，切除(photoablation：光切除)することができる．

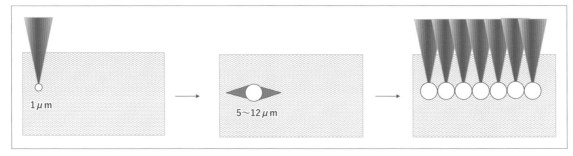

図 2. フェムト秒レーザーの機序

1 パルスあたりのレーザー照射で角膜組織内に数 μm の空隙ができる．周囲の組織にほとんど侵襲を与えることなく分子レベルで組織を分離することができる．このレーザーを隣接照射することで，面としての間隙を作り，組織を精密に切離(photodisruption：光切断)することができる．

で組織を分離する．この小さな点を連続させることで面としての間隙を作り，組織を切離(photodisruption：光切断)することができる(図2)．1 パルスあたりのエネルギー，スポットサイズ，スポットごとの間隔などを，全過程においてコンピューター制御で行うため，より安全で精度の高い切開面を作製することができる．2002 年に米国イントラレース社により FS15 として販売され，LASIK のフラップ作製に使用され始めた．

3．角膜屈折矯正手術の種類

a）角膜切開による手術(図3)

(ⅰ) 放射状角膜切開術(radial keratotomy)

RK は角膜中心 4 mm 径内を除く周辺部に放射状に 4～8 本，角膜の 90～95％の深さまで切開線を加えることで角膜中心部を平坦化させて近視を矯正する方法である．眼圧による屈折力の変動や，再現性が悪いこと，角膜不正乱視が生じるなどの問題から現在は施術されなくなった．

(ⅱ) 乱視矯正角膜切開術(astigmatic keratotomy：AK)

角膜強主経線上に円弧状または直線状の切開を行い，扁平化を図り，乱視を矯正する．

通常視軸を中心に直径 5～7 mm に行う．深さ，中心からの距離，本数によって矯正量を調節する．

(ⅲ) 角膜輪部減張切開術(limbal relaxing incision：LRI)

乱視矯正という意味では AK の術式の一部である．角膜輪部または palisades of Vogt 直前の角膜縁に沿った円弧状の切開で，現在は白内障手術と同時に乱視矯正として，ダイヤモンドメスや FS レーザーを用いて行われることが多い．

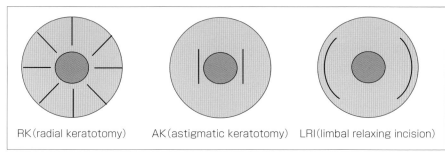

図 3. 角膜切開による手術
RK は角膜中心 4 mm 径内を除く周辺部に放射状に 4〜8 本切開線を加えることで角膜中心部を平坦化させて近視を矯正する. AK は角膜強主経線上に切開を行い, 乱視を矯正する. LRI は角膜輪部または palisades of Vogt 直前の角膜縁に沿った円弧状の切開により乱視を矯正する.

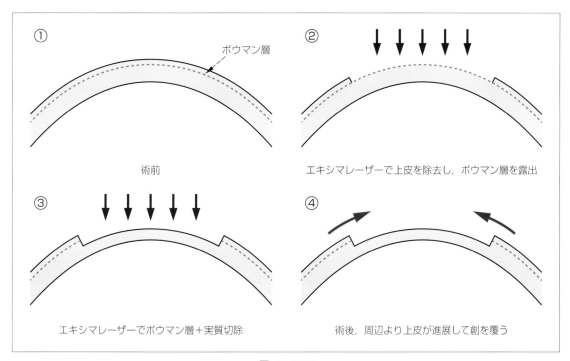

図 4. PRK

b）角膜切除による手術

　角膜屈折矯正手術にはエキシマレーザーや FS レーザーが使用される. まずエキシマレーザーを使用して角膜切除を行う方法としては, フラップを作製せず, 角膜ボウマン膜上からレーザー照射を行う surface ablation と, フラップを作製し, 露出した実質にレーザー照射を行う LASIK がある. FS レーザーは LASIK のフラップ作製に使用されるが, FS レーザーだけで屈折矯正手術を行う方法もある.

（ⅰ）Surface ablation

　Surface ablation は, 角膜上皮除去後に, 角膜ボウマン膜上から角膜実質をレーザー照射する方法で, 主に下記の 3 つの方法がある. 角膜上皮を除去する方法が異なる.

（a）Photorefractive keratectomy（PRK）

　Surface ablation の代表的術式である. エキシマレーザーで角膜上皮を切除した後に, ボウマン膜上からさらにエキシマレーザーを照射し, 角膜実質切除を行う方法である（図 4）.

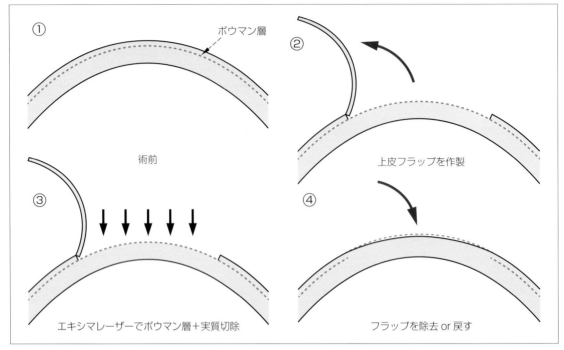

①

ボウマン層

術前

②

上皮フラップを作製

③

エキシマレーザーでボウマン層＋実質切除

④

フラップを除去 or 戻す

図 5．LASEK，epi-LASIK

(b) Laser-assisted sub epithelial kera-tectomy(LASEK)

アルコールを使用して，角膜上皮をボウマン膜からフラップ状に剝離し，その後露出した角膜実質をエキシマレーザーで切除し，上皮フラップを元に戻す方法である(図5)．1999年にCamellinが提唱した術式である．

(c) Epipolis-laser *in situ* keratomileusis (epi-LASIK)

エピケラトームと呼ばれる，LASIK フラップより薄いフラップを作製できるカンナのような装置を使用してフラップを作製し，その後は LASEK と同様である(図5)．2003年にPallikalisが提唱した術式である．

LASEK や epi-LASIK 時に作製される角膜フラップは，角膜上皮のみである．角膜実質にレーザー照射後そのまま除去したり，元の位置に戻すこともある．このフラップは，新しい上皮細胞が進展して創を覆うとともに脱落するものであり，LASIK 時に作製される実質を含んだ角膜フラップとは異なるものである．上記術式のいずれも疼痛予防のため，術後上皮が覆われるまで保護用ソフトコンタクトレンズを装用して手術を終了する．

Surface ablation は RK の次に登場した術式であり，RK と比較すると矯正精度が良好で，不正乱視などの合併症も少ないため，急速に普及した．Surface ablation は角膜が薄い症例や，スポーツのために角膜フラップを作製できないなど，LASIK が適さない症例に現在も施術されている．しかし，角膜上皮を除去するために術後疼痛や感染，視力の回復に時間がかかること，ときにヘイズ(haze)と呼ばれる角膜実質浅層の混濁などの課題もある．

(ii) LASIK

LASIK の術式は，まずマイクロケラトームと呼ばれる電動のカンナのような機器で薄い角膜フラップを作製し，フラップを翻転する．次に角膜実質にエキシマレーザーを照射し，角膜実質を切除した後に，フラップを元に戻す(図6)．PRK に比べ，角膜上皮の欠損がほとんどないので，術後の痛みが少なく，早い視力回復と精度の高さを実現した術式で，1990年にギリシャのパリカリスにより考案された．また，エキシマレーザーの照射方法も進化している．従来は，自覚屈折値に基づいた球面と円柱度数(低次収差)を矯正したconventional LASIK であった．現在は術前に波面収

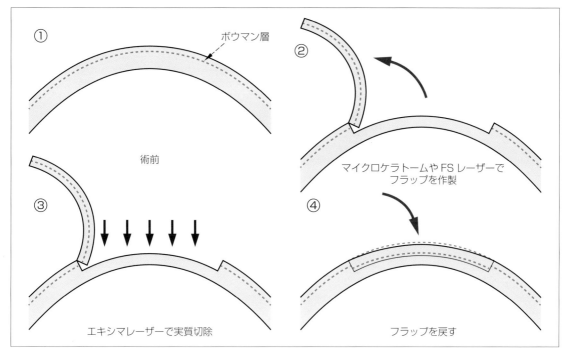

① 術前　ボウマン層

② マイクロケラトームや FS レーザーで
フラップを作製

③ エキシマレーザーで実質切除

④ フラップを戻す

図 6. LASIK

差解析装置を用いて，低次収差だけでなく，高次収差も矯正する wavefront-guided LASIK や，角膜形状解析に基づく照射 topography-guided LASIK が行われるようになり，さらに良好な視力が得られるようになっている．

一方で僅かではあるが，マイクロケラトームで作製するフラップが問題となった．術中はフリーフラップや不完全フラップなど，術後はフラップのズレや皺襞，フラップ下上皮迷入（ingrowth），diffuse lamellar keratitis（DLK）などが起きた．このフラップ関連の合併症対策として，FS レーザーを使用してフラップを作製する intra LASIK が行われるようになった．フラップのエッジを鋭角に作製するなど，より計画通りのサイズや位置に安定したフラップが作製可能で，マイクロケラトームよりズレにくいフラップとなった．それでも，外傷などによる角膜の接線方向への衝撃に対しフラップがずれる可能性はあり，格闘技など接触が多いスポーツを行う方には適応外となることが多い．

（iii）refractive lenticule extraction（ReLEx）

ReLEx は，FS レーザーだけを用いて角膜実質内の組織片（以下，レンチクル）を切り取り，抜き取ることで近視や乱視を治す術式である．ReLEx には，femtosecond lenticule extraction（FLEx）というフラップを作製し，内部のレンチクルを摘出する方法と，small incision lenticule extraction（SMILE）と呼ばれるフラップを作製せず，小さな切開創からレンチクルを抜去する術式がある（図7）．2008 年に Sekundo らによって世界で初めて ReLEx SMILE が施行された[3]．現在のところ，この方法は Carl Zeiss Meditec 社の VisuMax のみで手術が可能である．術直後に層間浮腫が起きるため，視力の立ち上がりは若干遅いが最終到達視力は LASIK と差がなく[4)5)]．LASIK と比較して球面収差の増加が少なく，矯正量に依存した高次収差の増加を認めない[6)]．特に SMILE は小切開のため，角膜知覚神経損傷が少なく，ドライアイが起こりにくいこと，また生体力学特性が維持されるため，長期にわたり屈折が安定すること，何より外力に強く，接触スポーツをする症例にも施術することが可能などが利点として挙げられ，フラップを作製しない新たな屈折矯正手術として注目されている．

c）角膜付加手術

屈折矯正手術とは少し意味合いが異なるが，角膜に付加して角膜の性状や形状を変化させ，視力

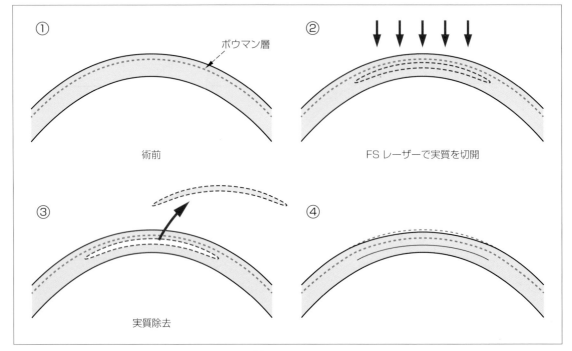

① ボウマン層 術前

② FS レーザーで実質を切開

③ 実質除去

④

図 7. SMILE

の維持，回復を目指す術式である．

（i）角膜クロスリンキング(corneal collagen cross-linking：CXL)

ドイツの Seiler らが 2003 年に開発した手術方法である．角膜にリボフラビン(ビタミン B_2)を点眼しながら波長 365 nm の紫外線を角膜に照射すると，角膜の実質コラーゲン線維間の架橋結合が増加(クロスリンキング)し，角膜全体の剛性を強化する．これにより，角膜形状を保持して円錐角膜や角膜拡張症(エクタジア)の進行を抑えることができる．最近では角膜全体ではなく，角膜の突出した week zone を中心としたトポガイド下クロスリンキングも行われるようになった．これに伴い円錐角膜症例だけでなく，近視であれば中心のみ，遠視や老視には環状に，乱視であれば蝶形に紫外線照射をカスタムデザインし，局所的な平坦化を起こさせる photorefractive intrastromal cross(X)-linking(PiXL)という新しい屈折矯正手術法も提案されている[7)8)]．

（ii）角膜内リング(intra-corneal ring segment：ICRS)

PMMA(ポリメタクリレート)製の弧状のリング片 2 本を角膜周辺部実質内に挿入する手術で，

角膜中央部を平坦化し，角膜形状を整える．1987年に Fleming らが近視矯正手術用に開発したが[9)]，2000 年に Colin ら[10)]が円錐角膜への使用を提唱した．以降は円錐角膜や LASIK 後の角膜拡張症(keratectasia)に施行されている．

従来リング挿入のためのトンネルは徒手的作製で，角膜穿孔などの合併症も多く熟練を要したが，近年 FS レーザーの登場により，トンネルの深度，幅，位置などが正確に作製でき，安全に手術が可能となった．

眼内レンズによる屈折矯正手術

角膜以外で屈折矯正手術を行うには，現在では IOL を挿入する方法となる．調節力がある場合は，水晶体は温存したまま IOL を挿入する phakic IOL 手術となる．老視年齢であれば，水晶体を単焦点や多焦点 IOL に交換する refractive lens exchange(RLE)が行われる．

1．有水晶体眼内レンズ(phakic IOL)

Phakic IOL 手術は，水晶体を温存したまま IOL を挿入する手術である．前房型と後房型があり，前房型には隅角支持型と虹彩支持型がある(図 8)．国内で厚生労働省の承認を受けているのは後

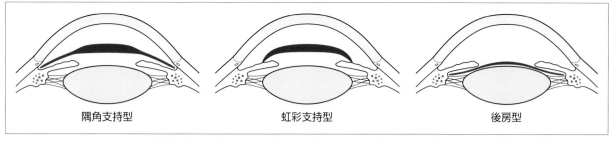

図 8. 有水晶体眼内レンズ(phakic IOL)の種類

隅角支持型 　　　　　虹彩支持型 　　　　　後房型

房型の ICL のみである．Phakic IOL 手術は，LASIK の適応とならないような高度屈折異常に対して施術される．IOL の除去や交換が可能な可逆的な手術である．また，角膜手術のような高次収差の増加がなく，術後視機能が良いなどの利点が挙げられる[11)12)]．その反面，前房型では角膜内皮障害，瞳孔変形，pigment dispersion，IOL 偏位など，後房型は白内障，閉塞隅角緑内障，pigment dispersion などの合併症に留意する必要がある．

a）前房型(anterior chamber phakic IOL)

角膜と水晶体の間に挿入する IOL で以下のものがある．

(ⅰ) 隅角支持型(angle supported phakic IOL)

Phakic IOL の中で最初に開発された IOL で，隅角に固定するタイプである．水疱性角膜症，囊胞様黄斑浮腫，ぶどう膜炎，緑内障，IOL 偏位など合併症が数多く報告され，現在はほぼ使用されていない．

(ⅱ) 虹彩支持型(iris supported phakic IOL)

両端のハプティクスの中央に切れ目があり，そこに専用のニードルや鑷子を用いて虹彩を挟み込み，レンズを虹彩上に固定し屈折異常を治療する IOL である．種類は現在 PMMA 製の Artisan®(Ophtec 社)と，光学部がシリコーン製の Artiflex®(Ophtec 社)がある．

b）後房型(posterior chamber phakic IOL)

虹彩と水晶体の間の挿入する IOL で，毛様溝に固定される．

(ⅰ) ICL®(implantable collamer lens：ICL))

後房型 phakic IOL は ICL(Staar Surgical 社)であり，隅角支持型でみられた角膜内皮細胞減少などの合併症を避けるために，後房に挿入する IOL として開発された．2010 年に日本で初めて厚生労働省より認可を得た phakic IOL である．その後，光学部中心に hole を設けた ICL(V4c)が開発された．これによりレーザー虹彩切開術が不要となり，角膜内皮細胞障害や，術後の白内障の発症の可能性が飛躍的に減少した．現在最も多く行われている phakic IOL であり，近年症例数が急速に増加している．

2．水晶体摘出(clear lens extraction：CLE)

屈折矯正手目的で透明水晶体を摘出する clear lens extraction(CLE)はすでに 1890 年頃 Fukala らによって行われていた[13)]．その後 IOL の発達とともに，CLE を行うだけでなく IOL を挿入するようになったため，refractive lens exchange(RLE)と呼ばれるようになった．特に近年では多焦点 IOL が良好な結果が得られるようになったため，老視治療として多焦点 IOL を挿入する，presbyopic lens exchange(PRELEX)を希望されることも増えている．また，老視治療 IOL としては調節性 IOL(accommodative IOL)もあるが，その調節機能は医学的，臨床的に検証されておらず，今後の改良が期待される．ここでは多焦点 IOL の種類について解説する．

a）多焦点 IOL の光学特性による分類

多焦点 IOL は単焦点 IOL に比べ，広い明視域が得られることが最大のメリットであるが，コントラスト感度の低下や，ハロー・グレアなどのデメリッ

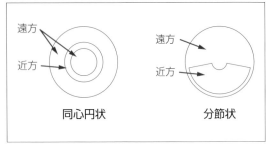

図 9. 屈折型多焦点 IOL の光学部
屈折率の異なる2つのレンズを組み合わせて，
2つの焦点を作る.

トもあり，その程度はレンズによって異なる．光学的特性により分類すると屈折型と回折型がある．

（ⅰ）屈折型多焦点 IOL

屈折型多焦点 IOL は，同心円状または分節状に遠方用と近方用のレンズを組み合わせて2つの焦点を作っている（図9）．メリットはシンプルな構造であり，コントラスト感度の低下が少ないことであるが，デメリットは近方の見え方が瞳孔径に依存してしまうことである．

（ⅱ）回折型多焦点 IOL

回折型多焦点 IOL は回折現象を利用したレンズである．回折格子に入射した光は，回折の影響を受けずに真っ直ぐ進む0次回折光と，回折の影響を受ける1次回折光，2次回折光，3次回折光……と続く（図10-a）．この回折ステップの幅や角度，高さを変えることによって，光を集光させることができる．通常2焦点回折型 IOL の遠方の焦点は0次回折光，近方は1次回折光が使用される（図10-b）（焦点深度拡張型（extended depth of focus：EDoF）である Symfony® は1次回折光と2次回折光を使用）．それ以上使用されない光のエネルギーが光学的ロスとなる．回折型多焦点 IOL のコントラスト感度の低下は，初期のレンズよりは改善されてきているが，屈折型に比べるとやや劣る．しかし瞳孔径に依存しないことがメリットである．

b）多焦点 IOL の焦点による分類

初期の多焦点 IOL は2焦点 IOL であった．2焦点 IOL は遠方と近方視力は獲得できるが，中間距離が十分ではなかった．そこで近年，中間距離でも良好な視力が得られる多焦点 IOL として3焦点 IOL や EDoF IOL が登場した．

（ⅰ）2焦点 IOL

現在国内承認 IOL は，TECNIS® Multifocal（AMO 社），iSii®（HOYA 社），ReSTOR®（Alcon 社），ACTIVEFOCUS®（Alcon 社）である．近方加入度数が +3.0 D～ +4.0 D の近方重視型と，+2.5～ +2.75 D 加入の遠方・中間重視型がある．

（ⅱ）3焦点 IOL

近年は3焦点 IOL が主流になりつつある．3焦点 IOL は2～3種類の2焦点 IOL を組み合わせて3か所の焦点を作製している．PanOptix®（TFNT00：Alcon 社）は2019年，我が国で承認を受けた初の3焦点回折型 IOL である．3種類の2焦点回折デザインを組み合わせ，ENLIGHTEN™（ENhanced LIGHT ENergy）テクノロジーという

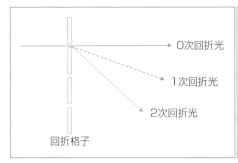
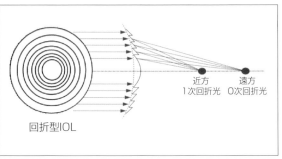

図 10. 回折型多焦点 IOL　　　　　　　　　　　　　　　　　　a｜b
回折格子に入射した光は，1次，2次…と回折する（a）．回折レンズは
これを利用し，任意の場所へ光を集光させている（b）．

手法で，遠方，60 cm，40 cm の 3 つの焦点を持つ
IOL で，光学的エネルギーのロスが 10% 前後と 2
焦点 IOL に比べて少なく，光エネルギーを効率良
く利用するように開発されている．

（iii）焦点深度拡張型（extended depth of focus：EDoF）IOL

2017 年に TECNIS Symfony®（AMO 社）が国内
で承認された．独自のエシェレット回折デザイン
により焦点深度を拡張するとともに，アクロマ
ティックテクノロジーにより色収差を補正するこ
とで単焦点 IOL に近い高いコントラスト感度が
得られることが特徴である．近方視力は十分では
ないが，遠方から中間までの明視域が得られる．

おわりに

ここでは若干の歴史を踏まえながら，屈折矯正
手術の種類について述べた．各々の手術の詳細
は，この後の各論を参照していただければと思
う．今後ますます新しいテクノロジーが登場し飛
躍的に進歩することは想像に難くない．今後の展
開が楽しみであるとともに，屈折矯正手術のこの
ような歴史に携わってきた人々に表敬する．

文　献

1) 日本眼科学会屈折矯正委員会：屈折矯正手術のガイドライン（第 7 次答申）．日眼会誌，**123**：167-169，2019.
2) Fyodorov SN, Durnev VV：Operation of dosaged dissection of corneal circular ligament in cases of myopia of mild degree. Ann Ophthalmol, **11**：1885-1890, 1979.
3) Sekundo W, Kunert K, Russmann C, et al：First efficacy and safety study of femtosecond lenticule extraction for the correction of myopia：six-month result. J Cataract Refract Surg, **34**：1513-1520, 2008.
4) Kataoka T, Nishida T, Murata A, et al：Control-matched comparison of refractive and visual outcomes between small incision lenticule extraction and femtosecond laser-assisted LASIK. Clin Ophthalmol, **12**：865-873, 2018.

Summary LASIK と SMILE の術後視力は同等で，術後の球面収差は SMILE のほうが有意に低い.
5) Kamiya K, Shimizu K, Igarashi A, et al：Comparison of visual acuity, higher-order aberrations and corneal asphericity after refractive lenticule extraction and wavefront-guided laser-assisted in situ keratomileusis for myopia. Br J Ophthalmol, **97**：968-975, 2013.
6) Kamiya K, Shimizu K, Igarashi A, et al：Visual and refractive outcomes of femtosecond lenticule extraction and small-incision lenticule extraction for myopia. Am J Oohthalmol, **157**：128-134, 2014.
7) Kanellopoulos AJ, Dupps WJ, Seven I, et al：Toric topographically customized transepithelial pulsed, very high-fluence, higher energy and higher riboflavin concentration collagen cross-linking in keratoconus. Case Rep Ophthalmol, **5**：172-180, 2014.
8) Elling M, Kersten-Gomez I, Dick HB：Photorefractive intrastromal corneal crosslinking for treatment of myopic refractive erroe：Finfings from 12-month prospective study using an epithelium-off protocol. J Cataract Refract Surg, **44**：487-495, 2018.

Summary 正常近視眼に対するクロスリンキング（PiXL）で，術後 1 年で 0.89 D 近視減少，裸眼視力の改善を認めた.
9) Fleming JF, Reynolds AE, Kilmer L, et al：The intrastromal corneal ring-two cases in rabbits. J Cataract Refract Surg, **3**：227-232, 1987.
10) Colin J, Cochener B, Savary G, et al：Correcting Keratoconus with intracorneal rings. J Cataract Refract Surg, **26**：1117-1122, 2000.
11) Kamiya K, Shimizu K, Aizawa D, et al：One-year follow-up of posterior chamber toric phakic intraocular lens implantation for moderate to high myopic astigmatism. Ophthalmology, **117**：2287-2294, 2010.
12) Igarashi A, Kamiya K, Shimizu K, et al：Visual performance after implantable collamer lens implantation and wavefront-guided laser *in situ* keratomileusis for high myopia. Am J Ophthalmol, **148**：164-170, 2009.
13) Fukala V：Heilung hochgradiger Kurzsichtigkeit. von Grafes Arch fuer Ophthalmol, **36**：330, 1890.

超アトラス眼瞼手術
―眼科・形成外科の考えるポイント―

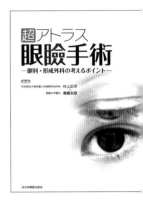

編集　日本医科大学武蔵小杉病院形成外科　村上正洋
　　　　　群馬大学眼科　鹿嶋友敬

B5判／オールカラー／ 258頁／定価（本体価格 9,800 円＋税）
2014 年 10 月発行

アトラスを超える**超アトラス**！
眼瞼手術の基本・準備から，部位別・疾患別の術式までを
盛り込んだ充実の内容.
786枚の図を用いたビジュアル的な解説で，実際の手技が
イメージしやすく，眼形成初学者にも熟練者にも必ず役立
つ1冊です！

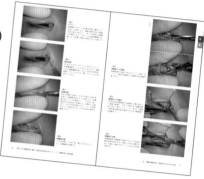

目 次

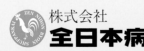
株式会社
全日本病院出版会　www.zenniti.com

〒113-0033　東京都文京区本郷 3-16-4　Tel：03-5689-5989
Fax：03-5689-8030

MB OCULI. No. 85：33−42, 2020

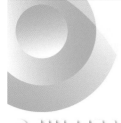

特集／よくわかる屈折矯正手術

屈折矯正手術決定の検査所見

OCULISTA

福本光樹*

Key Words： 屈折矯正手術(refractive surgery)，適応(indication)，禁忌(contraindication)，円錐角膜(kerato-
conus)

Abstract： エキシマレーザーが開発され，1988 年に PRK，1990 年 LASIK が施行されるように
なり，屈折矯正手術は劇的に変化そして発展したといえる．有水晶体眼内レンズにおいては，
1993 年後房型レンズの ICL が登場し，さらに虹彩切除が不要で二次的白内障のリスクが減った
Hole ICL の登場により，近年症例数の大幅な増加を認めている．眼疾患の中でも最も多いもの
が屈折異常であり，実際に治療に携わらなかったとしてもそれぞれの手術について熟知してお
くことは重要であると考える．今回は手術適応や禁忌，そしてガイドライン改訂のポイントや
術前検査の注意点，特に円錐角膜に対する検査について詳しく述べる．また，術式を決定する
うえでのポイントについても記載する．

はじめに

　従来，屈折異常の矯正は眼鏡やコンタクトレン
ズが基本で，それ以外の選択肢はほぼなかった．
しかしエキシマレーザーが開発され，1988 年に
photorefractive keratectomy(以下，PRK)，1990
年 laser *in situ* keratomileusis(以下，LASIK)が施
行されるようになり，屈折矯正手術は劇的に変化
そして発展したといえる．有水晶体眼内レンズに
おいては，1993 年後房型レンズの implantable
collamer lens(以下，ICL：STAAR Surgical 社製)
が登場し，さらに虹彩切除が不要で二次的白内障
のリスクが減った Hole ICL の登場により，近年
症例数の大幅な増加を認めている．また，白内障
手術においても，トーリック眼内レンズや多焦点
眼内レンズの登場により屈折矯正手術としての側
面も持っているといえる．

　眼疾患の中でも最も多いものが屈折異常であ
り，実際に治療に携わらなかったとしてもそれぞ
れの手術について熟知しておくことは重要である
と考える．

適応・禁忌

　2019 年に屈折矯正手術のガイドライン(第7版)
が改訂された[1]．まずそこに記載されている適
応・禁忌について記載する．

1．適応

　屈折異常の矯正において，眼鏡あるいはコンタ
クトレンズの装用が困難な場合，医学的あるいは
他の合目的的な理由が存在する場合，屈折矯正手
術が検討の対象となる．屈折矯正手術の長期予後
についてはなお不確定な要素があること，正常な
前眼部に侵襲を加えることなどから慎重に適応例
を選択しなければならない．

a）年　齢
（ⅰ）エキシマレーザー手術

患者本人の十分な判断と同意を求める趣旨と，

＊ Teruki FUKUMOTO，〒107-0061　東京都港区北
　青山3-3-11 ルネ青山ビル4階　南青山アイクリニッ
　ク，副院長

late onset myopia を考慮に入れ，18歳以上とする．なお，未成年者は親権者の同意を必要とする．

（ii）有水晶体眼内レンズ手術

エキシマレーザー手術における記載に加え，水晶体の加齢変化を十分に考慮し，老視年齢の患者には慎重に施術する．

b）対　象

屈折度が安定しているすべての屈折異常（遠視，近視，乱視）とする．

c）屈折矯正量

（i）エキシマレーザー手術

①近視については，矯正量の限度を原則として6Dとする．ただし，何らかの医学的根拠を理由としてこの基準を超える場合には，十分なインフォームド・コンセントのもと，10Dまでの範囲で実施することとする．なお，矯正量の設定にあたっては，術後に十分な角膜厚が残存するように配慮しなければならない．

②遠視・乱視矯正については，矯正量の限度を6Dとして実施すべきこととする．

（ii）有水晶体眼内レンズ手術

6D以上の近視とし，3D以上6D未満の中等度近視および15Dを超える強度近視には慎重に対応する．

ここでの屈折矯正量は等価球面度数での表現を意味し，術後の屈折度は将来を含めて過矯正にならないことを目標とする．今後，我が国における術後成績の集積が不可欠であり，これらの結果をもとに適応および矯正量について再検討されるべきである．特に，医療機器製造販売会社側が行う使用症例の術後成績収集に対しては積極的に協力し，屈折矯正手術の安全性と手術効果に対する評価を定期的に行うことが望まれる．

2．実施が禁忌とされるもの

（i）エキシマレーザー手術

①円錐角膜
②活動性の外眼部炎症
③白内障（核性近視）
④ぶどう膜炎や強膜炎に伴う活動性の内眼部炎症

⑤重症の糖尿病や重症のアトピー性疾患など，創傷治癒に影響を与える可能性の高い全身性あるいは免疫不全疾患
⑥妊娠中または授乳中の女性
⑦円錐角膜疑い

（ii）有水晶体眼内レンズ手術

エキシマレーザー手術における②〜⑥の事項に，
⑦進行性円錐角膜
⑧浅前房および角膜内皮障害
を加える．

なお，③は核白内障には限らず，水晶体に混濁あるいは亜脱臼などの異常がある場合を含む．

3．実施に慎重を要するもの

（i）エキシマレーザー手術

①緑内障
②全身性の結合組織疾患
③ドライアイ
④向精神薬（ブチロフェノン系向精神薬など）の服用者
⑤角膜ヘルペスの既往
⑥屈折矯正手術の既往

（ii）有水晶体眼内レンズ手術

エキシマレーザー手術における①〜③の事項に，
④矯正視力が比較的良好で，かつ非進行性の軽度円錐角膜症例
⑤円錐角膜疑い症例
を加える．

今回の改訂のポイントとしては，有水晶体眼内レンズの普及により蓄積された臨床データをもとに，「慎重適応」のもと屈折矯正量を3D以上6D未満の中等度近視にまで緩和したことと，「禁忌」とされていた円錐角膜のうち，矯正視力が比較的良好で，かつ非進行性の軽度症例に限り「慎重適応」とされたことが挙げられる．

円錐角膜についてはLASIKなどの角膜屈折矯正手術や有水晶体眼内レンズ手術だけでなく，白内障手術などにおいても円錐角膜を見逃さない，そして術後角膜拡張症（以下，keratectasia）を起こ

さないようにすることが重要である．角膜形状解析装置が屈折矯正手術を施行するうえで必須であり，早期の円錐角膜症例も見極めることが可能になってきた．円錐角膜に対する自動診断プログラム（keratoconus screening system）は診断の大きな助けになる．しかし，自動診断プログラムは角膜形状の指数として抽出し，定量的な解析をしているもので絶対的なものではなく，手術施行可能か判断するのは術者となる．自動スクリーニング結果を鵜呑みにするのではなく，実際のマップや数値を詳細にチェックし，総合的に判断する診断能力が必要になる．そのため指数の定義や正常値等についてきちんと理解しておくことは重要である．これらについては後ほどふれさせて頂く．

手術の成功・不成功は術前検査にかかっていると言っても良いぐらい術前検査は重要である．当院では手術までに2回以上検査日を設け，手術日にも実際に矯正度数を確認し決定している．患者が求めている屈折度数・視力だけでなく手術前の屈折矯正状況を把握しておくことも必要である．両眼視でのシミュレーションや散瞳麻痺下における他覚的屈折検査も必須である．暗所瞳孔径が大きい場合は夜間の視力低下について更に詳しく説明している．2回目の検査と手術は，コンタクトレンズをある程度の期間装用中止した後に施行している．ハードコンタクトレンズは4週間，ソフトコンタクトレンズは3日〜1週間装用中止としている施設が多い．屈折値の不安定な症例では延期，更に中止も考慮している．不同視眼やモノビジョン希望者には術前にコンタクトレンズを装用して術後の見え方に対応できるか確認しておくことも推奨する．

実際に，LASIK 希望者で不適応症例となる割合で多いものに，LASIK 施行後の予想残存角膜厚が足りない症例がある．Keratectasia を防ぐ意味で，残存角膜ベッド厚 250 μm 以上，残存角膜厚 400 μm 以上を残す必要があると考えられている．術後追加矯正が必要になる場合や白内障術後にタッチアップが必要になる可能性を考慮すると，更に

角膜厚を残存しておくほうが良い．PRK は角膜フラップを作らず残存角膜ベッド厚が厚くなるため強度の面で強いと考えられる．残存角膜厚は 370 μm 以上残すようにしているため，角膜厚が薄い症例に対応できる場合がある．また，角膜フラップ偏位のリスクがなく，ボクシングなど眼球に接触する可能性が高いスポーツなどは PRK が推奨される．

残存角膜厚が足りない症例や屈折度数が強い症例においては ICL が推奨される．その際，浅前房および角膜内皮障害は禁忌となるが，具体的には前房深度が 2.8 mm 以上かつ角膜内皮細胞数が 21〜25 歳で 2,800 cells/mm^2，26〜30 歳で 2,650 cells/mm^2，31〜35 歳で 2,400 cells/mm^2，36〜45 歳で 2,200 cells/mm^{2}以上が適応となる．また，散瞳瞳孔径が 8 mm 未満の場合は不適当となる場合がある．

Keratoconus screening system

角膜形状解析装置には前面の形状だけを解析できるプラチドタイプと後面の形状まで解析できるスリットスキャンタイプとシャインプルークタイプ，そして前眼部 optical coherence tomography（以下，OCT）がある．それぞれに円錐角膜に対する自動診断プログラムが搭載されている．今回はその中で代表的な機種であるプラチドタイプの TMS（Tomey 社製）と前眼部 OCT の CASIA（Tomey 社製）の keratoconus screening system について解説させて頂く．

1．プラチドタイプ

プラチドタイプは涙液層に反射したマイヤー像を解析するので，角膜上皮障害があると角膜前面が不整となり，測定値にばらつきを起こす．また，涙液蒸発や眼球圧迫によってもマイヤー像が不整になるため，瞬目直後に十分に開瞼させて測定することが大切である（図1）．

TMS で示すことが可能な index はプラチドリングを原理とした画像解析結果から求められた Dr. Klyce の指数（Klyce Corneal Stastistics）で，

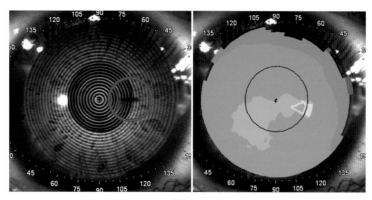

図 1.

a｜b

a：TMS のマイヤーリング像

b：カラーコードマップ

a の青丸で示した部分は涙液層が破綻し，カラーコードマップでは
不整を示している．

表 1. TMS の Klyce Corneal Stastistics

	正常値	異常値	
SimK1, Ks (Simulated keratometry 1, Keratometry steep)	41.9〜45.98	40.88 以下 47 以上	SimK1 もしくは Ks は，ケラトメータシミュレーション値として各測定経線上の約 3 mm に相当するリング 3 本の測定値を平均して，角膜上での最大屈折力をもつ経線とその値を求めたもの．
SimK2, Kf (Simulated keratom-etry2, Keratometry flat)	41.16〜45.48	40.08 以下 46.56 以上	SimK2 もしくは Kf は，SimK1(Ks)の経線に直交する経線の屈折力と軸角度を，従来のケラトメータのように表示したもの． SimK が正常値より高い値を示す場合は，円錐角膜や全層角膜移植，あるいはスティープな正常眼と考えることもできる．正常値より低い値を示す場合は，近視屈折矯正手術によるものや，時にはフラットな正常眼と考えられる．
MinK (Minimum Keratometry Value)	41.13〜45.41	40.06 以下 46.48 以上	MinK は，弱主経線は強主経線と直交していないこともあるため，実際に最も屈折力の小さい経線を知ることは，特に AK の手術計画において有用である． 乱視軸が直交しないという現象は，円錐角膜や全層角膜移植，外傷による場合がほとんどだが，白内障の術後にも起こることがある．
AvgK (Average Keratometry)			SimK1(Ks)と SimK2(Kf)の平均値を表示する．
CYL (Simulated keratometric Cylinder Change)	1.22 以下	1.52 以上	角膜表面の CYL 値は，SimK 値(SK1-SK2)から求められる．CYL 値が標準より高い場合は，疾病，外傷，あるいは手術によるものが考えられる．
Es (Eccentricity steep)			Ks の経線方向における角膜形状を楕円に近似した場合の離心率を求めたもの．角膜中心部が周辺部に比べてスティープな場合は正の値，フラットな場合は負の値で表示される．
Em (Eccentricity minimum)			MinK の経線方向における角膜形状を楕円に近似した場合の離心率を求めたもの．角膜中心部が周辺部に比べてスティープな場合は正の値，フラットな場合は負の値で表示される．
SAI (Surface Asymmetry Index)	0.42 以下	0.5 以上	SAI は，全角膜表面の各リングの 180° 対称な部位の屈折力の差を測定したもの．円錐角膜や全層角膜移植，またセンターずれの近視屈折矯正手術，外傷や CL ワーペイジの場合，正常眼より高い値を示す．SAI の値が高い場合，眼鏡では十分な矯正ができないことがある．
SRI (Surface Regularity Index)	1.01 以下	1.97 以上	SRI は，予想視力に関係があり，角膜中心部の屈折力の局所的な変動を測定したもの．SRI 値が高い場合，瞳孔径内の角膜表面は不規則な形状を示し，眼鏡屈折矯正視力の最大値が低くなる．ドライアイやコンタクトレンズの装用，また外傷や全層角膜移植の場合，SRI 値は高くなる．

表 1. つづき

	正常値	異常値	
PVA (Potential Visual Acuity)	20/10～20/30	20/40 以下	PVA は，角膜形状の解析結果によって機能上，正常眼から予想できる最高の眼鏡矯正視力を示す．臨床的な評価には，涙液層の破壊が PVA（および SRI）に大きな影響を与えることも考慮しなければならない．
CVP (Coefficient of Variation of corneal Power)	35.20 以下	42.05 以上	CVP は，角膜屈折力標準偏差値（SDP）を，測定された角膜上のすべての屈折力の平均値で割ることによって計算される．角膜屈折力の分布が広い範囲にわたっている場合，この基本的な統計値は高くなり，角膜の可変焦点の良い判断となる．術後初期の角膜移植眼ばかりでなく，重度の円錐角膜でも CVP 値が高くなることがある．CVP 値の高い角膜屈折はあまりみられないが，眼鏡誤差を発生しうるこれら被検者の屈折に注意することは重要である．CVP 値はスケール調整のため 1000 倍された値を表示している．
ACP (Average Corneal Power)	41.55～45.67	40.52 以下 46.70 以上	ACP は，瞳孔径内のエリア補正された平均屈折力を示す．センターずれの屈折矯正手術は除き，この値は通常，角膜曲率測定の球面度数と等しく，角膜曲率測定の場合と同じ理由で ACP は異常値を示す．
SDP (Standard Deviation of corneal Power)	1.17 以下	1.33 以上	SDP は，角膜上のすべての測定点の屈折力の分布から算出される．SDP は円錐角膜，角膜移植，外傷の場合や，屈折力の範囲が広い場合，高い値を示すことが多くみられる．
CEI (Corneal Eccentricity Index)	0.17～0.67	0.05 以下 0.79 以上	CEI は，角膜形状因子として楕円の離心率で算出したもの．正の値は周辺ほどフラットな prolate 形状であることを，0 は球体を，負の値は周辺ほどスティープな oblate 形状であることを示す．許容範囲外の値は，円錐角膜（正常値より高い）を，負の値は CL 装用者や近視屈折矯正手術によるものと考えられる．
IAI (Irregular Astigmatism Index)	0.44 以下	0.49 以上	IAI は，解析された全角膜表面の各経線毎のリング上の屈折力の変動のエリア補正された平均加算を示す．IAI の値が高くなると，角膜の表面の不正乱視の部位が多くなる．角膜移植手術直後は，IAI は高い値を示し，良好な眼鏡矯正視力値に有用である．
AA (Analyzed Area)	73.49 以上	69.43 以下	AA は，器械によって解析することができた部分（範囲）をパーセントで表示する．マイヤーの途切れや解析できない部分に起因する全体的な不正乱視の場合，正常値より低くなる．また角膜移植手術後や進行した円錐角膜，外傷などでも正常値より低い値となる．目を大きく開いていない場合も当然低い値となる．
EDP (Elevation/Depression Power)	1.99 以下	2.53 以上	EDP は，瞳孔領内に島状（または半島状）あるいは谷状に屈折力の異なる部位が現出した場合，その部位の平均屈折力を表す．瞳孔が検出できない場合，EDP はビデオケラトスコープの軸を中心とした直径 4 mm の部分から算出される．EDD とともにエキシマレーザー PRK 後のいわゆるセントラルアイランドの程度の把握に利用される．瞳孔領内の屈折力の最頻値より 1 ディオプターを超える屈折力が，そのエリア値として算出され，それらの合計が全エリアの合計によって除算される．単位はディオプター．乱視や角膜移植片のある正常角膜や円錐角膜は，EDP, EDD の異常値を示す．
EDD (Elevation/Depression Diameter)	3.76 以下	5.06 以上	瞳孔領内の屈折力の最頻値より 1 ディオプターを越える屈折力を含む領域の直径で，EDD はこの面積を円周率で割った平方根の 2 倍として計算される．単位は mm．

表 1 に一覧を，表 2，3 に keratoconus screening system や index の解説を記載する．

2．前眼部 OCT

前眼部 OCT は涙液層や光散乱の影響もなく，角膜混濁眼においても後面の解析が可能な場合が多い．円錐角膜眼では，角膜前面より後面のほうが先に変化を起こすという報告もある[2]．また，角膜厚分布も測定でき，円錐角膜を判定するうえで有用である．

CASIA の keratoconus screening system は角膜後面の形状や角膜厚（thinnest 値）も加味されている（図 2）．そのため TMS で screening 結果が 0％となっても CASIA では円錐角膜を否定できない症例がある（図 3）．しかし，CASIA における角膜形状解析プログラムはまだまだ種類が少なく，今後の開発が期待される．

表 2. TMS の keratoconus screening system

カラーマップに円錐角膜特有のパターンがあるかどうかについて，公表されている 2 つの方法で解析し，角膜形状を評価する．円錐角膜の実際の診断は，従来通り角膜の菲薄化や Fleischer ring, Vogt's striae（Keratoconus line）等を確認して行う．	
解析方法	**Smolek/Klyce Method** この方式は，円錐角膜の疑いのあるパターン，臨床的にみて円錐角膜のパターンおよびその他のパターン，特に正常，乱視，ペルーシド角膜変性症，CL ワーペイジ，PRK，放射状角膜切開（RK）および全層角膜移植などを判定するように考案されたニューラルネットワークを使用してこれらを区別する．
	Klyce/Maeda Method この方式は，判別解析と決定木を使用して，角膜形状から臨床的な円錐角膜のパターンの存在を検出する．
判定方法	**KSI：Keratoconus Severity Index** ニューラルネットワークモデルと決定木分析の組み合わせを使って得られる．KPI とは異なり，KSI は円錐角膜の進行につれて，多かれ少なかれ直線的に大きくなる．そのため，この変数は疾病の経緯をたどる場合に使用される．KSI が 0.15 になった時，円錐角膜の疑いがあると診断され，KSI が 0.30 あるいはそれを超えた場合，臨床的には円錐角膜と診断される．
	KCI：Keratoconus Index Klyce/Maeda 法による角膜統計指数から得られた値を示す．臨床的に円錐角膜と思われるパターンの存在を予測し，0％（円錐角膜と思われるパターンがない場合）から 5〜95％（ある程度の円錐角膜と思われるパターンがある場合）までの範囲で，円錐角膜の可能性を％で示す．実際の使用で陽性結果となった場合は，臨床的な円錐角膜の診断を行うために，眼科医によって従来の検査方法を使用し評価する必要がある．ペルーシド角膜変性症でみられるパターンはこの方式では通常検出されないことに注意する．

表 3. TMS の keratoconus index

	正常値	異常値	
KPI (Keratoconus Prediction Index)	0.23 以下	0.3 以上	角膜統計指数の判別分析方程式から計算され，角膜形状解析における円錐角膜パターンの存在を示すための数値指数として使用される．
CSI (Center/Surround Index)	−0.1〜0.62	−0.28 以下 0.8 以上	CSI は，解析された部位の直径 3.0 mm 内の部分と直径 3.0 mm から直径 6.0 mm までの輪状の周辺部とのエリア補正した屈折力の差．中心部に円錐角膜が存在する場合や，遠視矯正手術で正常眼より高い値を示す．近視矯正手術眼では正常値以下になる．
OSI (Opposite Sector Index)	1.65 以下	2.09 以上	OSI は，円錐角膜の場合，正常眼より高い値を示す．角膜を 8 等分した内の対称となる 2 つの部位のエリア補正した屈折力の差の最も大きな部位の値．
DSI (Differential Sector Index)	2.96 以下	3.51 以上	DSI は，角膜を 8 分割した内の 2 つの部位の屈折力の差の最も大きな部位の値．DSI は特徴的な円錐角膜パターンである中心周辺（通常下方鼻側）の屈折力が大きい場合に正常眼と比較して高い値を示す．

カスタム LASIK

低次収差（近視・遠視・乱視）を矯正するコンベンショナル照射だけでなく，高次収差を矯正するカスタム照射も可能であり，現在は主流となっている．カスタム照射には眼球全体の収差を測定し照射する wavefront-guided LASIK と，角膜の収差を測定し照射する topo-guided LASIK があり症例に応じて使い分けている．これまで国内で 5 社のエキシマレーザーが認可されており，wavefront-guided LASIK はすべてのエキシマレーザーで施行可能で，topo-guided LASIK は NIDEK 社製，Alcon 社製，Carl Zeiss Meditec 社製のエキシマレーザーで施行可能である．Johnson & Johnson vision 社製エキシマレーザーにおいては，2018 年 7 月に完全な topo-guided ではないが角膜形状の情報も加味された topo-integrated wavefront guided LASIK が FDA に承認され照射可能となっている．

Topo-guided LASIK は，角膜前面に起因する不正乱視を除去することにより視機能の改善が期待できる症例が良い適応になる．具体的には①角

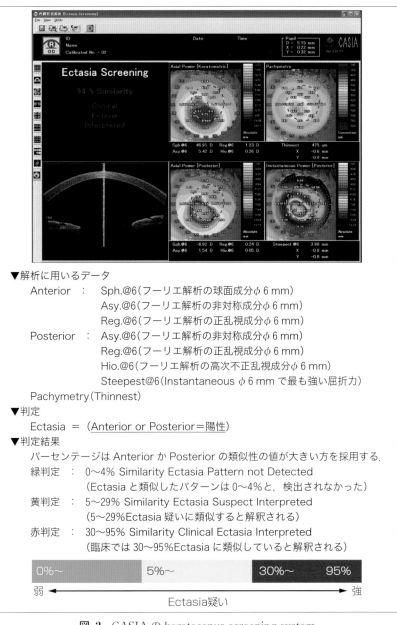

▼解析に用いるデータ
　Anterior 　：　Sph.@6(フーリエ解析の球面成分φ6mm)
　　　　　　　　Asy.@6(フーリエ解析の非対称成分φ6mm)
　　　　　　　　Reg.@6(フーリエ解析の正乱視成分φ6mm)
　Posterior　：　Asy.@6(フーリエ解析の非対称成分φ6mm)
　　　　　　　　Reg.@6(フーリエ解析の正乱視成分φ6mm)
　　　　　　　　Hio.@6(フーリエ解析の高次不正乱視成分φ6mm)
　　　　　　　　Steepest@6(Instantaneous φ6mm で最も強い屈折力)
　Pachymetry(Thinnest)
▼判定
　Ectasia ＝ (Anterior or Posterior＝陽性)
▼判定結果
　パーセンテージは Anterior か Posterior の類似性の値が大きい方を採用する.
　緑判定　：　0〜4% Similarity Ectasia Pattern not Detected
　　　　　　　(Ectasia と類似したパターンは0〜4%と，検出されなかった)
　黄判定　：　5〜29% Similarity Ectasia Suspect Interpreted
　　　　　　　(5〜29%Ectasia 疑いに類似すると解釈される)
　赤判定　：　30〜95% Similarity Clinical Ectasia Interpreted
　　　　　　　(臨床では 30〜95%Ectasia に類似していると解釈される)

| 0%〜 | 5%〜 | 30%〜 | 95% |

弱 ◀――――――――――――――――――――▶ 強
Ectasia疑い

図 2.　CASIA の keratoconus screening system

膜乱視の不正が大きい症例，②角膜乱視の非対称性が大きい症例(図4)，③LASIK などで偏心照射・狭い照射径・セントラルアイランドとなっている症例などが挙げられる．更に今後増加が予想される白内障術後眼に対するタッチアップとしても良い適応と考える．特に多焦点眼内レンズ挿入眼においては正確に波面収差を測定できない場合もある．筆者らは単焦点・多焦点眼内レンズ挿入眼に対してカスタム照射を施行する際は術後1か月以上経過し，屈折度数・角膜形状解析結果が安定しているのを確認して topo-guided LASIK を施行している．角膜収差と全収差のパターンが大きく異なると，角膜収差の除去により術後全収差が増加することもあり術前のシミュレーションは重要である．

おわりに

LASIK や有水晶体眼内レンズだけでなく，今

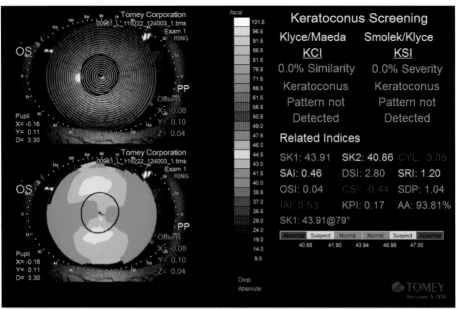

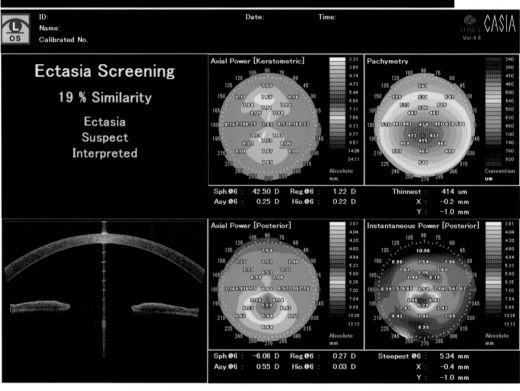

図 3.

a
b

a：TMS の Keratoconus Screening 画像
b：CASIA の Keratoconus Screening 画像
TMS での判定（Klyce/Maeda, Smolek/Klyce）ではともに 0％となっているが（a），
CASIA での判定では円錐角膜疑い 19％となっている（b）．

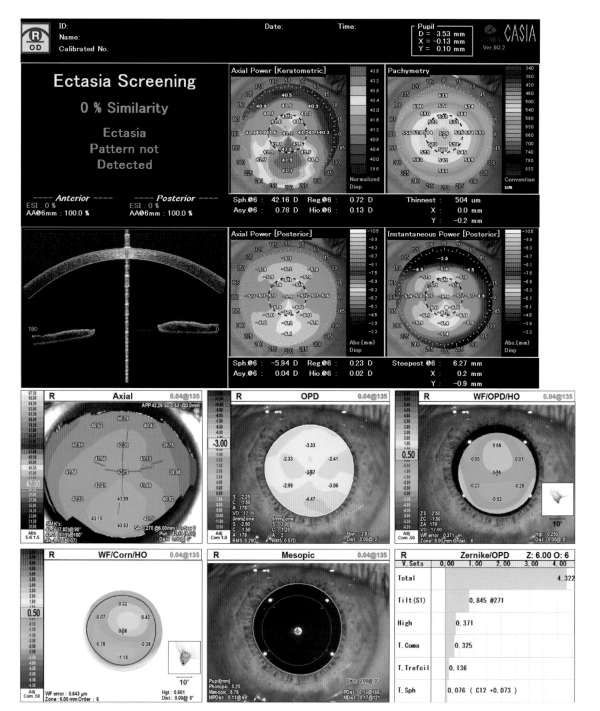

図 4.

a：CASIA 角膜形状解析結果
b：OPD 波面収差解析結果
CASIA では上下非対称性の角膜形状を認めているが円錐角膜の可能性は 0% と
判定されている(a). 角膜の高次収差は 0.643 μm と高値を認め(b), LASIK を施
行するのであれば topo-guided LASIK が推奨される.

回の特集にも取り上げられているが small incision lenticule extraction（以下，SMILE）や角膜クロスリンキングなど今後さらに屈折矯正手術の術式は増えると予想される．

SMILE に関しては，カスタム照射ができず，また眼球回旋補正ができないなどの問題があるが，フラップ作製を要さず角膜に対する侵襲も少なく，LASIK 後と比較して術後ドライアイ症状が軽度であると報告されている[3]．

円錐角膜の進行予防として角膜クロスリンキングが施行されているが，近視に対しては中心のみ，遠視や老視に対しては中心をはずした環状に，乱視に対しては蝶形に紫外線の照射形状をカスタムデザインし局所的な平坦化を起こさせることで屈折矯正を行う photorefractive intrastromal cross（X）-linking（PiXL）という術式も施行されていて，いくつかの報告がある[4]~[6]．角膜切除するような従来の屈折矯正手術に対して，軽度の屈折異常症例や低侵襲な面から手術そのものに不安が強い症例に対して，また，屈折矯正手術・白内障手術後のタッチアップとして今後増加する可能性もある．

それぞれの症例に対して，最適な治療を選択できるよう眼科専門医として屈折矯正手術に熟知することはますます重要となるであろう．

文　献

1）日本眼科学会屈折矯正委員会：屈折矯正手術のガイドライン―日本眼科学会屈折矯正手術に関する委員会答申―．日眼会誌，**123**：167-169, 2019.

2）Schlegel Z, Hoang-Xuan T, Gatinel D：Comparison of and correlation between anterior and posterior corneal elevation maps in normal eyes and keratoconus-suspect eyes. J Cataract Refract Surg, **34**：789-795, 2008.

3）Zhang Y, Shen Q, Jia Y, et al：Clinical Outcomes of SMILE and FS-LASIK Used to Treat Myopia：A Meta-analysis. J Refract Surg, **32**：256-265, 2016.
　　Summary SMILE か LASIK と比較して術後ドライアイ症状が軽度と示した文献．

4）Elling M, Kersten-Gomez I, Dick HB：Photorefractive intrastromal corneal crosslinking for treatment of myopic refractive error：Findings from 12-month prospective study using an epithelium-off protocol. J Cataract Refract Surg, **44**：487-495, 2018.

5）Lim WK, Soh ZD, Choi HKY, et al：Epithelium-on photorefractive intrastromal cross-linking（PiXL）for reduction of low myopia. Clin Ophthalmol, **11**：1205-1211, 2017.

6）Kanellopoulos AJ, Asimellis G：Hyperopic correction：clinical validation with epithelium-on and epithelium-off protocols, using variable fluence and topographically customized collagen corneal crosslinking. Clin Ophthalmol, **8**：2425-2433, 2014.

MB OCULI. No. 85 : 43 – 51, 2020

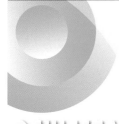

角膜屈折矯正手術の手術手技, 術中合併症

安田明弘*

Key Words : ピーアールケー(PRK), ラセック(LASEK), エピレーシック(epi-LASIK), レーシック(LASIK), マイクロケラトーム(microkeratome), フェムトセカンドレーザー(femtosecond laser)

Abstract : 国内で承認されているレーザー角膜屈折矯正手術には surface ablation(PRK, LASEK, epi-LASIK)と LASIK(マイクロケラトーム, フェムトセカンドレーザー)があり, エキシマレーザーの照射プロファイルには標準照射とカスタム照射(ウェーブフロント照射, トポガイド照射)があり, これら手術法と照射プロファイルをどう組み合わせるかによって手術手技が決定される. また, 再手術も初回手術とは手術手技が異なり, それぞれの手術法によって生じる術中合併症も異なるため, 術式ごとの合併症対策を周知したうえで手術に臨む必要がある.

はじめに

　角膜屈折矯正手術は角膜に切開や切除, インプラントを挿入するなどの手技で角膜曲率を変化させ屈折を矯正する手術である. その歴史を振り返ると, 1885 年に Schiotz が白内障術後の強度乱視を角膜切開で減少させた astigmatic keratotomy(AK)が初めてとされ, その後 1939 年に佐藤が角膜前後面放射状切開術による近視矯正法を報告し, 術後に多くの症例に水疱性角膜症を発症したが, 発症せず長期に屈折矯正効果の恩恵を受けた患者も少なからず存在し, 佐藤手術は屈折矯正手術の開発の礎となり, 1968 年には Fyodorov が角膜前面放射状角膜切開術(radial keratotomy : RK)を開発, エキシマレーザー手術が登場するまでの 20 年余りの間行われてきた.

　近年最も発展したのはレーザー角膜屈折矯正手術である. 1983 年に Trokel が角膜手術にエキシマレーザーを使用[1]. 1987 年に McDonald が初めて photorefractive keratectomy(PRK)を行い[2], 米国では 1995 年に FDA の承認を得た. 日本でも臨床治験ののち 2000 年に国内承認を得ている. PRK の上皮処理法の違いにより 2003 年に Camellin が発案した laser epithelial keratectomy(LASEK)[3]や Pallikaris が発案した epipollis laser *in situ* keratectomy(epi-LASIK)[4]などがあり, これらの術式を総称して surface ablation と分類されている. 一方, LASIK は 1990 年に Pallikaris が発案し[5], PRK の欠点だった術後疼痛が少なく角膜上皮下混濁(haze)を発生しない, 視力の回復が早いなどといった利点から急速に技術開発が進み, 日本国内では近視 LASIK が 2006 年, 遠視 LASIK が 2008 年に承認されている. フェムトセカンドレーザーによる角膜フラップ作製は米国で 2004 年, 日本では 2010 年に承認され, 現在 LASIK は完成された術式として技術の頂点に達したと言っても過言ではない. また 2007 年に Sekundo[6]が初めて行ったフェムトセカンドレーザーのみで角膜実質を切除する small incision len-

* Akihiro YASUDA, 〒171-0031　東京都豊島区目白3-4-11　ヒューリック目白2F-B　めじろ安田眼科, 院長

ticel extraction（SMILE）が 2018 年に米国 FDA に承認され注目を集めており，日本でも未承認ながら SMILE を行っている施設もある．

本稿では国内承認を得ているエキシマレーザー屈折矯正手術の surface ablation と LASIK を中心に解説する．

エキシマレーザーの照射プロファイル

1．標準照射（conventional ablation）

球面度と円柱度のみを矯正する照射法で，カスタム照射よりも切除深度が少なくベッド厚を残せる利点はあるが，高次収差の増加が問題となる．機種によっては照射径（optical zone）や移行帯（transition zone）を拡大して，グレアやハローを減少させる設定もある．

2．カスタム照射（custom ablation）

a）ウェーブフロント照射

（ⅰ）Wavefront-guided ablation

Hartmann-Shack センサーや Tscherning 収差計，OPD スキャンなどの波面収差解析装置で測定した術眼の収差をエキシマレーザーとリンクさせ，球面度と円柱度に対応する低次収差に加え，高次収差も矯正することでコントラスト感度の低下を最小限とし，術後のグレアやハローを軽減させることができるようになった[7]．正確なウェーブフロント照射には瞳孔追従システムや回旋補正システムの併用が必要となる．

（ⅱ）Wavefront-optimized ablation

角膜の非球面性および角膜中心部と周辺部でのレーザー切除効率の差から生じる球面収差の増加量を見積もり，非球面照射を行うことで術後の球面収差の増加を抑える照射法である[8]．

b）トポガイド照射（topography-guided ablation）

角膜形状解析データをエキシマレーザーとリンクさせて照射することによって，不整形状を軽減させる効果がある[9]．初回手術で偏心照射となった症例の再手術に有用だが，切除深度が多くなるため残存ベッド厚に注意が必要である．最近では円錐角膜に対して topography-guided PRK と同時にコラーゲンクロスリンキングを行う術式も報告されているが[10]，国内では未承認である．

レーザー角膜屈折矯正手術の術式と手術手技

1．Surface ablation

a）PRK

（ⅰ）PRK の上皮除去法

PRK での上皮除去法は①ゴルフ刀やスパーテル，回転ブラシなどでの機械的除去法，②エキシマレーザーで上皮を浅く 40 μm 切除したのちに残存上皮をゴルフ刀やスパーテルで除去する laser and scraping 法，③上皮から屈折照射まですべてレーザーのみで行う transepithelial PRK がある．機械的除去法や laser and scraping 法ではボーマン膜を均一に露出できる利点はあるが術者の技量に依存し，機械的刺激が強いと術後の haze を生じやすくなる欠点がある（図 1）．一方，transepithelial PRK は術者の技量に依存しにくく短時間で効率良く手術を行えるため好まれやすいが，レーザー照射のみでは均一にボーマン膜を露出することはできないため，カスタム照射には不適である．Transepithelial PRK の場合，確実な上皮切除には最低 50 μm の切除深度が必要で，中心角膜厚が 600 μm 以上の厚い角膜では 55〜60 μm に設定し，パルス式エキシマレーザーではセントラルアイランド予防に −0.5 D の近視照射を併用することが多い．

（ⅱ）PRK の手術手技

結膜嚢およびマイボーム腺の減菌目的に手術 3 日前からニューキノロン点眼（1.5％リボフロキサシン点眼など）を投与する．ドレープと開瞼器をかけたのち 0.5％ポビドンヨードで眼表面の洗浄消毒を行う．まずは照射プロファイルに適した方法で上皮を除去し，レーザー照射を行う．Surface ablation では haze 予防目的で全例にマイトマイシン C を使用する考えもあるが，ハイリスク条件では必須である（表 1）．0.02％マイトマイシン C を浸したマイクロスポンジ（MQA®）の小片を角膜の

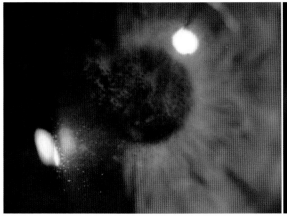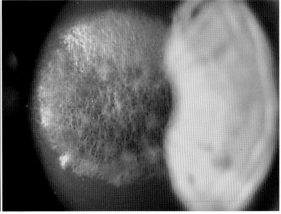

a | b

図 1. PRK 後に生じた haze
a：Fantes 分類Ⅱ度の haze
b：Fantes 分類Ⅳ度の haze

レーザー照射面に20秒間塗布したのち，眼灌流液100〜200 ml で眼表面全体を洗浄する．治療用ソフトコンタクトレンズを装着して終了し，角膜上皮が完全に被覆するまでの3〜5日間は装用したままとする．

b）LASEK と epi-LASIK

フラップ状に作製した上皮シートをエキシマレーザー照射面に整復し，治療用ソフトコンタクトレンズ装用下に接着させる手技であり，PRK よりも術後疼痛が軽減されることが利点で行われてきた．しかし，改良が進んだ近年のエキシマレーザーの照射面は平滑で，治療用ソフトコンタクトレンズを装用すれば疼痛の自覚は少なく[11]，整復した上皮シートより再生上皮のほうが視力の回復も早いため，最近ではカスタム照射を行う目的でLASEK や epi-LASIK で上皮を剝離して除去し，PRK として終了することも多い．

（ⅰ）LASEK の手術手技

術野の消毒と点眼麻酔は PRK と同様の手順で行う．上皮シートの作製には LASEK 専用の器具も市販されているが，角膜移植用のバロン式真空トレパン（8.5 mm）とゴルフ刀でも簡便にLASEK が行える（図2）．バロン式真空トレパンの内筒で上皮層のみプレカットを行い，次に真空トレパンの外筒を角膜に吸引吸着させ20％エタノールを注入30秒後に MQA® で吸い取り，真空トレパンを吸引解除すると同時に眼灌流液 30 ml 程度で眼表面を洗浄する．ゴルフ刀でプレカット

表 1. Haze 発症のハイリスク症例

- 等価球面度−6.25 D 以上の強度近視
- 円柱度−3.0 D 以上（球面度に関係なし）
- 23 歳以下の若年患者
- アトピー患者
- 屋外で紫外線に曝露されやすい生活をしている患者

ラインに沿って6時側から上皮をシート状に剝離させ，ヒンジを残して12時側に寄せておく．エキシマレーザーを照射後，LASIK 用のフラップカニューラの水流を利用してフラップ形状に整えて接着させ，治療用ソフトコンタクトレンズを装着して終了する．マイトマイシンC処置を行う場合は上皮シートを除去し，PRK として治療用コンタクトレンズを装着させて終了する．

（ⅱ）LASEK の術中トラブルと対処法

精密機械を使用しないため術中合併症は生じにくい．エタノール処理後は迅速に上皮を剝離させないと時間の経過とともに剝離しにくくなる．上皮をシート状に剝離できない場合は，そのままゴルフ刀で上皮を除去し PRK として手術を行う．

（ⅲ）Epi-LASIK の手術手技

術野の消毒と点眼麻酔は PRK と同様の手順で，角膜表面にフラップマーキングを行う．主に使用されているエピケラトームには Epi-K®（Moria社）や AMADEUS® Ⅱ（Ziemer 社）などがあるが，それぞれの取り扱い方法に従い上皮フラップを作製する．エピケラトーム作動中に眼球を圧迫しすぎると実質穿孔を生じることがあるため，吸引が

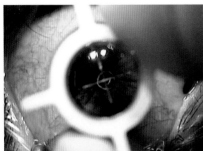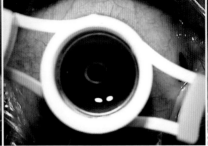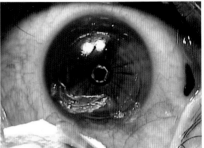

図 2. LASEK の手術手技　　　　　　　　　　a|b|c
a：8.5 mm トレパンで上皮層をプレカットする.
b：20％エタノールを上皮に浸透させる.
c：ゴルフ刀で上皮を剥離させ上皮シートを 12 時側に寄せておく.

かかったら押すことも引くこともないニュートラルの位置でエピケラトームを保持し，連続的に灌流液をかけながら上皮を剥離させる．上皮シートのヒンジは鼻側になるが，その後の手技はLASEK と同じである．

（iv）Epi-LASIK の術中トラブルと対処法

（a）上皮残存と不完全上皮シート

上皮が残っていた場合は，ゴルフ刀で除去しレーザーを照射する．上皮シートにボタンポールや裂け目を生じていた場合，欠損が小さければ上皮フラップとして整復してよいが，欠損部が大きい場合や挫滅している場合は除去し，PRK として手術を行う．

（b）実質穿孔

上皮下にわずかでも角膜白斑や角膜血管侵入があると，エピケラトームで実質穿孔をきたすリスクがある．実質穿孔が小さく，瞳孔領外で視力に影響しない状態であればそのまま手術を続行する．術後視機能に影響するほどの実質穿孔と判断した場合はレーザーを照射せず，上皮シート側に付着している実質片が穿孔部の凹凸に一致するようにマーキングを頼りに上皮シートごと復位させ，治療用ソフトコンタクトレンズを装着させて終了する．復位させた上皮と穿孔部実質が創傷治癒したことを確認し，3 か月後を目安に transepithelial PRK で再手術を行う．

c）Surface ablation の術後管理

角膜上皮の創傷治癒過程では感染と疼痛管理に留意する．手術当日より 0.1％フルオロメトロン点眼，ガチフロキサシン点眼，ジクロフェナック

ナトリウム点眼を 1 日 4 回使用し，鎮痛薬の頓服処方も行う．治療用ソフトコンタクトレンズは術後 3～5 日に上皮欠損がないことを確認して外し，鎮痛目的で使用していたジクロフェナック点眼を中止する．ガチフロキサシン点眼は上皮障害がなければ 1 週間で中止し，その後は 0.1％フルオロメトロン点眼を術後 1 か月までは 1 日 4 回，3 か月までは 1 日 3 回，6 か月までは 1 日 2 回に漸減投与し，haze の発生がなければ点眼治療を終了する．角膜上皮の状態やドライアイなどで必要に応じてヒアルロンサン点眼を併用してもよい．

d）Surface ablation の再手術

初回手術で既にボーマン膜が切除されているため LASEK や epi-LASIK での正確な上皮剥離は困難である．また，低度数の矯正を正確に行う必要がある再手術では，均一にボーマン膜を露出できない transepithelial PRK は矯正精度の点で理想的ではない．そのため初回手術の術式にかかわらず，原則的に再手術は機械的上皮除去法での PRK を行うことが望ましい．角膜上皮をゴルフ刀または回転ブラシなどで除去し，照射範囲の角膜実質表面を均一に露出させレーザー照射を行う．再手術は初回手術よりも haze を生じやすいため[12]，矯正量に関わらず全例にマイトマイシン C 処置を行い，治療用コンタクトレンズを装着して終了する．術後投薬は初回手術と同じだが，haze の発生に留意しその後の点眼を選択していく．

2．LASIK

LASIK のフラップ作製法にはマイクロケラトームとフェムトセカンドレーザーがあり，フェ

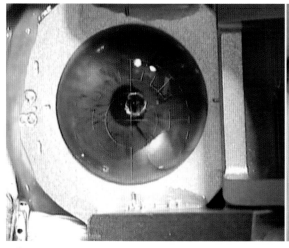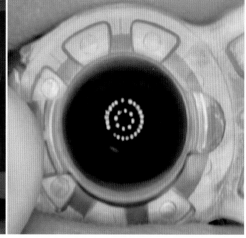

a | b

図 3. LASIK のフラップ作製法
a：マイクロケラトームの吸引リング（MK-2000，NIDEK 社）
b：フェムトセカンドレーザーの吸引リング（iFS，Johnson & Jhonson 社）

ムトセカンドレーザーが主流術式となっている（図 3）．しかしながら角膜白斑や RK 術後，狭瞼裂眼の LASIK，フラップ再作製（recut）が必要な LASIK 再手術などにはマイクロケラトームが安全であり，両術式を行えることで術者として LASIK の適応を広げることができる．

a）マイクロケラトーム LASIK
（ i ）マイクロケラトーム LASIK の手術手技

術野の消毒と点眼麻酔は PRK と同様の手順で，角膜表面にフラップマーキングを行う．吸引リングを装着しブレードを灌流液数滴で濡らしてフラップを切開する．切開後マイクロケラトームを慎重に外しながらフラップ合併症を生じていないか直ちに確認する．次にフラップリフターでフラップをめくり，照射面が濡れていれば MQA® で拭き，エキシマレーザーの焦点とセンタリング，瞳孔追従システムなどを合わせレーザー照射を開始する．この際，ヒンジ側のフラップ裏面にレーザーが当たる場合やパンヌスなどから出血している場合は，MQA® や専用のヒンジカバーなどでレーザーが当たらないようにしたり，出血が照射面に侵入しないようにする．

レーザー照射終了後，レーシックカニューラでフラップ下を洗浄する．過度な洗浄はフラップやベッドの実質の浮腫をきたし，フラップ皺やフラップずれなどの原因となるため必要最小限の洗浄でよい．洗浄後はレーシックカニューラでフラップ表面を数回なでてマーキングの位置を合わせ，眼灌流液で膨化させた MQA® でヒンジ方向から周辺方向にフラップをなでて接着させる．手術終了後は 10 分以上休憩させたのち，フラップずれや皺（striae），フラップ下異物（debris）等がないか確認して帰宅させる．

（ ii ）マイクロケラトーム LASIK の術中トラブルと対処法
（a）ボタンホールとフリーキャップ

マイクロケラトームの角膜曲率の安全域はおおむね 41 D＜K＜46 だが，41 D 未満の平坦角膜では小さなフラップができたりヒンジまで切開されたフリーキャップを生じることがある．フリーキャップでも optical zone が確保されていればそのままエキシマレーザーを照射し，マーキングが一致するようにフラップを整復し治療用ソフトコンタクトレンズを装用して終了できる．46 D 以上の急峻な角膜曲率ではフラップ中央に孔が開いたボタンホールを生じることがあり，レーザーを照射せずフラップを整復させ治療用ソフトコンタクトレンズを装着させて終了し，3 か月以上経過した時点で transepithelial PRK を行う．

（b）角膜上皮剝離

角膜上皮剝離を生じると術後に層間炎症（diffuse lamellar keratitis：DLK）や上皮迷入を生じ

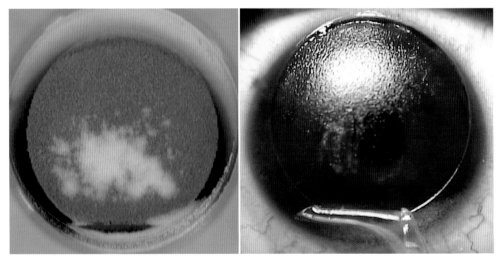

図 4. フェムトセカンドレーザーで下方に偏心したフラップ
濃い OBL を伴っている. 角膜輪部から出血する.

やすくなるため, 上皮治癒までの間, 治療用ソフトコンタクトレンズを装用する.

b）フェムトセカンドレーザー LASIK

（i）フェムトセカンドレーザー LASIK の手術手技

術前 3 日前から抗生物質点眼を行う. フェムトセカンドレーザーでのフラップ作製は不潔野として操作する. 吸引リングを装着する際に結膜に皺が残ったり結膜浮腫を生じるとサクションロスの原因となるため慎重に行う. フラップ作製に成功したら, 睫毛を含めてドレープを行い, 開瞼器をかけたのちに 0.5% ポビドンヨードで眼表面を洗浄消毒する. フラップリフターでフラップをめくるが, フェムトセカンドレーザーは無数の点状切開のつながりのため, 癒着を剥がすような感触になる. 瞳孔追従システムや虹彩紋理システムを作動させエキシマレーザーを照射する. レーザー照射終了後のフラップ洗浄, フラップ整復はマイクロケラトームと同様の手技で速やかに行い, 手術終了後は 10 分以上休憩させたのち, striae や debris 等がないかを確認して帰宅させる.

（ii）フェムトセカンドレーザー LASIK の術中トラブルと対処法

（a）狭瞼裂で吸引リングが装着できない

瞼裂幅が 22 mm 未満では吸引リングが装着できないことがある. どうしても装着できない場合はマイクロケラトーム LASIK または surface ablation に術式を変更するか, 外眥切開を行い吸引リングを装着する. 外眥切開はエピネフリン含有 2% キシロカイン注射液 0.5 ml 程度で外眼角皮膚を局所麻酔し, 外眼角をペアン鉗子で 10 秒ほど挟んで圧平し 5 mm 程度切開する. 切開部は無縫合のままでも目立つことなく治癒する.

（b）サクションブレイク

フェムトセカンドレーザーで層間照射中に吸引が外れた場合は, 再度同じアプラネーション（patient interface）を使用し同条件で最初からレーザー照射してフラップを作製する. サイドカット中に吸引が外れた場合は, 初回のサイドカットより内側に照射されるように径を 0.1〜0.2 mm 小さく設定しサイドカットのみ行う. 吸引リング装着を複数回やり直して結膜浮腫を生じるとますます吸着しにくくなるため, ベタメタゾンを点眼し 10〜30 分程度休憩し, 結膜浮腫の消失を確認して再トライする.

（c）Opaque bubble layer（OBL）

フェムトセカンドレーザーでフラップ層間に発生したガスを OBL という. 白色の OBL はフラップを翻転すると蒸散して消失する. しかしレーザーエネルギーが強い場合や, アプラネーションの圧平が強すぎると局所的に濃い OBL を生じ, フラップ翻転時に剥離しにくいことが多い（図4）. またフラップ翻転後も濃い OBL が残存し瞳孔追従システムや虹彩紋理システムが作動しにく

くなるため，濃い OBL を生じた場合はフラップを翻転せず 10 分以上待って自然吸収されたのちに手術を続行するか，フラップを翻転して MQA® やフラップリフターの先端で擦って蒸散させるなどの処置が必要になる．

(d) フラップの偏心

吸引リングの吸着位置が偏心すると照射中心も偏心する．吸引リングを付け直しても結膜圧痕に嵌り，同じ位置に吸着してしまうことが多い．角膜を圧平した状態でレーザー照射位置を XY 方向に微調整できるが，大きくずらすと自動的にフラップ径が小さくなるため限界がある．フラップが偏心していても，optical zone がフラップ内に確保されていればそのまま手術を続行できる．サイドカットの位置が角膜輪部に接していたりわずかに越えていても切開されていることが多く，フラップを翻転させることはできるが，出血するためにレーザー照射時に出血を MQA® などで吸引する必要がある(図 4)．万一，輪部で切開されていない場合は，ゴルフ刀やフェザー刃で丁寧に剝離させる．

(e) Cold spot と vertical gas break-through(VGB)

角膜上皮下に実質混濁や瘢痕があると，混濁部のみ切開されず OBL の中に暗く抜けた cold spot を生じる．角膜炎やアデノウイルス角結膜炎，外傷後などの小さな瘢痕でも生じることがあるため，術前の診察時に必ず混濁の有無を確認しておく．瞳孔領内に大きな cold spot を生じた場合は手術を中止して，1 か月以上経過後にレーザー設定または術式を変更して再手術を行う．小さな cold spot の場合は，スポットを囲むように周囲を剝離し，島状に残ったスポット部をゴルフ刀やスパーテルで層状剝離させフラップの翻転を行う．Cold spot があるにも関わらず一気にフラップリフターで層間剝離しようとすると，cold spot からフラップ裂傷を生じることがあるので慎重な翻転を心がける．

また，角膜混濁部からフェムトセカンドレーザーで発生したガスが上皮下に垂直に穿破する現象を VGB という．ガスは一気に上皮下に広がり上皮剝離による大きな cold spot を形成するため，レーザーの途中でも手術を中止し，1 週間以降に再手術とする．Cold spot も VGB も，再手術の際はフラップ厚を初回より厚く 120〜130 μm，レーザーエネルギーを下げてスポット間隔を小さく設定することで，再手術時の再発を予防できることが多い．

(f) 前房内ガス迷入

フラップが角膜輪部に近いと，ガスがシュレム管から逆流して前房内に迷入することがある．遠視照射用の大きなフラップや小角膜の症例で生じやすい．気泡により瞳孔追従システムが作動しなくなることがあるので，気泡が小さめであればエキシマレーザーの照明を暗めにして瞳孔を散大させ，システムが作動を確認できれば手術を続行できるが，気泡が大きい場合は座位 10 分以上の待機で気泡の吸収を促し，再び仰臥位で瞳孔追従システムが作動すれば手術を続行する(図 5)．

(g) フラップ裂傷

100 μm 以下の薄いフラップの場合，フラップリフターの先端でフラップを裂いてしまうことがあるので先端の方向に気をつける．また cold spot に気づかず勢いよくフラップリフターで層間剝離すると，cold spot から直線状または V 字にフラップが裂けることがある．フラップ裂傷を生じても通常通りエキシマレーザー照射し，照射後は裂傷部に間隙が残らないようにぴったり整復し，治療用コンタクトレンズを装着させて終了する．裂傷部から上皮迷入を生じないか慎重に経過観察が必要である．

c）LASIK の再手術

再手術手技：初回 LASIK からの年月にかかわらずフラップは再剝離(lifting)させることができる(図 6)．前眼部 OCT を用いてフラップ厚とベッド厚を測定し，照射後のベッド厚が 250 μm 以上残せることが lifting の適応絶対条件である．初回 LASIK のフラップ偏心やフラップトラブルの瘢

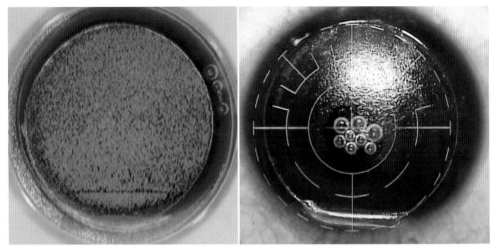

図 5. フェムトセカンドレーザーで生じた前房内ガス　　　　　a｜b
a：レーザー照射中に前房にガスが出現する.
b：前房内ガスが瞳孔領内で瞳孔追従システムが作動すればレーザー照射を行う.

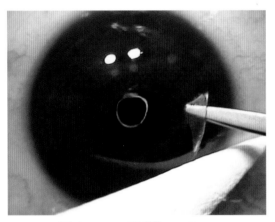

図 6. LASIK 再手術での lifting
フラップのエッジからフラップリフターを
層間に刺入する.

痕がある場合, フラップ厚が100μm 未満で lifting 時にフラップ裂傷を生じる可能性がある場合は, マイクロケラトームでの recut やフラップ上 transepithelial PRK での再手術[13]を検討する. 再手術時の角膜曲率は平坦化しているため, マイクロケラトームで recut を行う場合は160μm 程度の厚いフラップ設定にする. フェムトセカンドレーザーでの recut は, 層間にガスが抜け不完全フラップになるリスクがあるので勧められない. Lifting での再手術では上皮迷入を生じやすくなるため, エキシマレーザー照射後は時間をかけて正確にフラップを整復し, 治療用コンタクトレンズを装着させて終了する.

d）LASIK の術後管理

手術当日は 0.1%ベタメタゾン点眼またはデキサメサゾン点眼, ガチフロキサシン点眼を就寝まで2時間ごとに点眼し, 翌日から1日4回で継続, 術後1週から 0.1%フルオロメトロン点眼を1日3回点眼し, 術後1か月を目途に終了する. 屈折の戻り（regression）や層間 haze が危惧される場合は 0.1%フルオロメトロン点眼を術後3か月まで漸減しながら投与してもよい. ドライアイの自覚の訴えや角膜上皮障害を認める場合は, 0.1%ヒアルロン酸点眼などのドライアイ治療薬を適時処方する.

3．Surface ablation，LASIK に共通した術中合併症

縮瞳すると瞳孔は角膜に対して上鼻側に偏位するため, 瞳孔追従システムのみだと上鼻側に偏心照射されていることがある. 照射時にレーザーの照明をできるだけ暗くして縮瞳を避けることが必要である. また, 患者の固視不良（特に上転や下転）や角膜輪部認識システムの誤認でも偏心照射されることがある. 偏心照射では不正乱視と強いコマ収差を生じ, 自覚屈折では混合性乱視を生じたあと regression で近視性乱視に変化していくことが多い. 裸眼視力の低下で再手術を行う場合, topography-guided ablation が理想だが, 波面収差計で測定できれば wavefront-guided ablation

でも矯正可能である.

また，レーザー照射部ガラスに結露や水滴が着くと照射不足でセントラルアイランド様の不整を生じることがあるので術中の水跳ねに気をつける．数か月で不整形状が軽減してくることもあるが，術後の視力に影響を残した場合はwavefront-guided ablationでの再手術を行う.

おわりに

1990年代より臨床の場に登場したエキシマレーザーの初期モデルはすべてconventional ablationで瞳孔追従システムもなく，LASIKはマイクロケラトームで行われ，当時の角膜屈折矯正手術は術者の技量に依存することが多かった．どの医師も新しい手術に試行錯誤しながら技術を磨く一方，術中フラップ合併症や術後の上皮迷入，striae，haze，セントラルアイランド，角膜拡張症（keratectasia）など，これまで未知だった合併症を経験しながら安全性と有効性のエビデンス，合併症に対処する技術を積み重ね，今日の角膜屈折矯正手術へと発展したのである．現在のエキシマレーザーやフェムトセカンドレーザーの技術改良や自動化により，レーザー角膜屈折矯正手術はより安全な手術となり，合併症に遭遇する機会も減ったが，不意に生じる術中合併症に対応する心構えは必要であり，本稿に記載した内容が臨床の場で有用となれば幸いである.

文　献

1) Trokel SL, Srinivasan R, Braren BA：Excimer laser surgery of the cornea. Am J Ophthalmol, **96**：710-715, 1983.
   Summary　ヒト角膜に初めてエキシマレーザーを照射した臨床報告.

2) McDonald MB, Beuerman R, Falzoni W, et al：Refractive surgery with the excimer laser. Am J Ophthalmol, **103**：469, 1987.

3) Camellin M：Laser epithelial keratomileusis for myopia. J Refract Surg, **19**：666-670, 2003.

4) Pallikaris IG, Katsanevaki VJ, Kalyvianaki MI, et al：Advances in subepithelial excimer refractive surgery techniques：Epi-LASIK. Curr Opin Ophthalmol, **14**(4)：207-212, 2003.

5) Pallikaris IG, Papatzanaki ME, Stathi EZ, et al：Laser in situ keratomileusis. Laser Surg Med, **10**(5)：463-468, 1990.

6) Sekundo W, Kunert K, Russmann C, et al：First efficacy and safety study of femtosecond lenticule extraction for the correction of myopia：six-month results. J Cataract Refract Surg, **34**(9)：1513-1520, 2008.

7) Mrochen M, Kaemmerer M, Seiler T：Wavefront-guided laser *in situ* keratomileusis：early results in three eyes. J Refract Surg, **16**(2)：116-121, 2000.

8) Mrochen M, Donitzky C, Wüllner C, et al：Wavefront-optimized ablation profiles：theoretical background. J Cataract Refract Surg, **30**(4)：775-785, 2004.

9) Alió JL, Belda JI, Osman AA, et al：Topography-guided laser *in situ* keratomileusis(TOPOLINK) to correct irregular astigmatism after previous refractive surgery. J Refract Surg, **19**(5)：516-527, 2003.
   Summary　初回エキシマレーザー手術での偏心照射で生じた不正乱視をトポガイドLASIKで矯正した報告.

10) Kanellopoulos AJ, Binder PS：Collagen cross-linking(CCL)with sequential topography-guided PRK：a temporizing alternative for keratoconus to penetrating keratoplasty. Cornea, **26**(7)：891-895, 2007.

11) O'Doherty M, Kirwan C, O'Keeffe M, et al：Postoperative pain following epi-LASIK, LASEK, and PRK for myopia. J Refract Surg, **23**(2)：133-138, 2007.

12) Gartry DS, Larkin DF, Hill AR, et al：Retreatment for significant regression after excimer laser photorefractive keratectomy. A prospective, randomized, masked trial. Ophthalmology, **105**(1)：131-141, 1998.

13) Beerthuizen JJ, Siebelt E：Surface ablation after laser *in situ* keratomileusis：retreatment on the flap. J Cataract Refract Surg, **33**(8)：1376-1380, 2007.

MB OCULI. No. 85：52−58, 2020

特集／よくわかる屈折矯正手術

眼内屈折矯正手術の手術手技，術中合併症

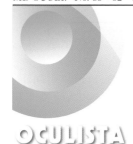

小島隆司*

Key Words： implantable collamer lens：ICL, 有水晶体眼内レンズ(phakic intraocular lens), 角膜内皮障害 (corneal endothelial cell damage), vault, 裏表間違い(ICL insertion with wrong side)

Abstract： 眼内屈折矯正手術である implantable collamer lens(ICL)手術は，安全性，有効性の高い手術である．手術手技は白内障手術に類似するが，前房内での細やかな手技が必要になる．術中合併症としては，角膜内皮障害，水晶体障害，ICL のサイズ不適合，ICL の裏表間違いなどがある．ICL のサイズ不適合は，vault(ICL と水晶体との距離)に異常をきたす．特に ICL サイズが大きい場合に問題となり，ノントーリック ICL であれば，垂直固定に回転することで vault を下げることが可能である．ICL の裏表間違いの対策としては，カートリッジに ICL を充填する際に ICL をまっすぐに詰めること，手術の際にゆっくり先行ハプティクスの向きを確認して挿入することが重要である．リバーシブル(復元可能)な屈折矯正手術である ICL 手術を，真のリバーシブルな低侵襲手術とするためにも丁寧な手術手技と術式の理解が重要である．

はじめに

眼内屈折矯正手術は，有水晶体眼内レンズと refractive lens exchange(RLE)に大別される．遠視眼の多い欧米では RLE は頻繁に行われているが，本邦では稀であり，眼内屈折矯正手術の大半は有水晶体眼内レンズである．このような背景を元に，今回の総説では有水晶体眼内レンズ，その中でも本邦で厚生労働省の認可を受けている唯一の有水晶体眼内レンズである implantable collamer lens(ICL, Staar Surgical 社)の手術手技，術中合併症について詳細に述べたい．

ICL の手術手技

ICL はその利点として，患者によく復元可能な(リバーシブル)な手術であると説明されることが多い．しかし眼内手術であるために，手術中の合併症によっては眼内組織に影響を与え，もはやリバーシブルではなくなってしまう可能性がある．ICL 手術も屈折矯正手術の一種であり，健康な眼に対して行う手術であることを考え，合併症だけでなく手術侵襲を極力低減させる努力が必要と思われる．本総説では各手技を説明するとともに，その手技の際に起こりうる合併症，手術侵襲とその対策について詳しく解説していきたい．

1．ICL のセッティング

ICL セッティングの際に使う粘弾性物質は必ず低分子量の粘弾性物質(オペガン®，参天製薬)とする．執筆時点で ICL 手術に適合する条件を満たした粘弾性物質はこのオペガン®のみである．この理由は ICL の裏面には手術の後に多少なりとも粘弾性物質が残る可能性があり，高分子の粘弾性物質を使用すると中心の貫通孔が粘弾性物質で塞がり，瞳孔ブロックを起こす危険性があるからである．

* Takashi KOJIMA, 〒456-0003　名古屋市熱田区波寄町 25-1　名鉄金山第一ビル 3 階　名古屋アイクリニック／慶應義塾大学眼科学教室

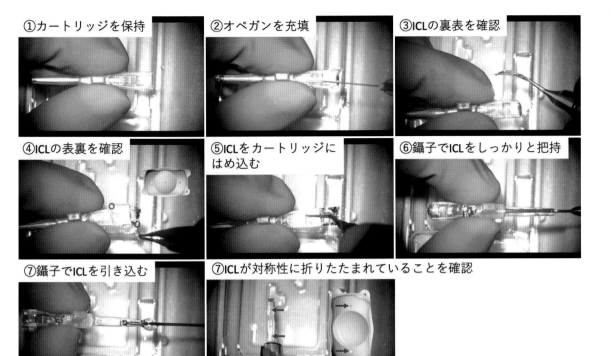

①カートリッジを保持 ②オペガンを充填 ③ICLの裏表を確認

④ICLの表裏を確認 ⑤ICLをカートリッジに はめ込む ⑥鑷子でICLをしっかりと把持

⑦鑷子でICLを引き込む ⑦ICLが対称性に折りたたまれていることを確認

図 1. ICL のセッティング方法

現時点の ICL はプリセットタイプではないため，術者がインジェクターに充填する必要がある．ICL は横から見ると上に凸になっているデザインであるため，横から見ると表裏は一目瞭然と思われるが(図 1-③)，低いパワーのレンズではレンズの厚みが薄く，レンズが浸漬していた瓶の中で反っていたりするとわかりにくい場合がある．インジェクター内に粘弾性物質を満たし，ICL をカートリッジ上に載せる．この際に必ず表裏が正しく載っているかを，ハプティクスにあるポジショニングマークの位置で確認する必要がある．ICL を横に置いた際に左上と右下にポジショニングマークが位置するようにセットする(図 1-④)．

合併症とその対策：ICL のセッティングの際に最も起きやすいのは，裏表の間違いである．ここで間違えると眼内に入った際もそのまま挿入してしまい，水晶体と ICL が術後に接触し併発白内障の危険性がある．よくあるのが，ICL が前房内でなかなか開かず，葉巻状に丸まったままインジェクターからリリースされ，裏表が逆になるパターンである．

筆者は，これを予防するためにセッティングの

際にまずカートリッジを BSS で満たし，次に粘弾性物質と BSS が 1 対 1 程度になるように注入している．これを行うことで，ICL を挿入した際に，先行したハプティクスが早く開きやすく表裏の間違いが起こりにくくなる．

2．消毒，ドレーピング

消毒，ドレーピングは眼内炎予防対策の肝であり，白内障手術などの眼内手術に準じて行う必要がある．ポビドンヨードによる眼周囲の皮膚消毒に続いてヨード洗眼液による洗眼が必要である．その後ドレーピングを行うが，睫毛を完全に巻き込むようにドレープを装着し，術野に出てこないようにする必要がある．

3．麻 酔

点眼麻酔に続いて，必要に応じて前房内麻酔，テノン嚢麻酔を行う．筆者は必要な症例には前房内麻酔として 1％リドカインを前房内に少量注入する方法を用いている．

合併症とその対策：稀に麻酔薬によるアナフィラキシーショックの可能性があるため，事前の準備(アレルギーの問診，救急薬の準備)が必要である．前房内麻酔として間違って皮膚の麻酔などに

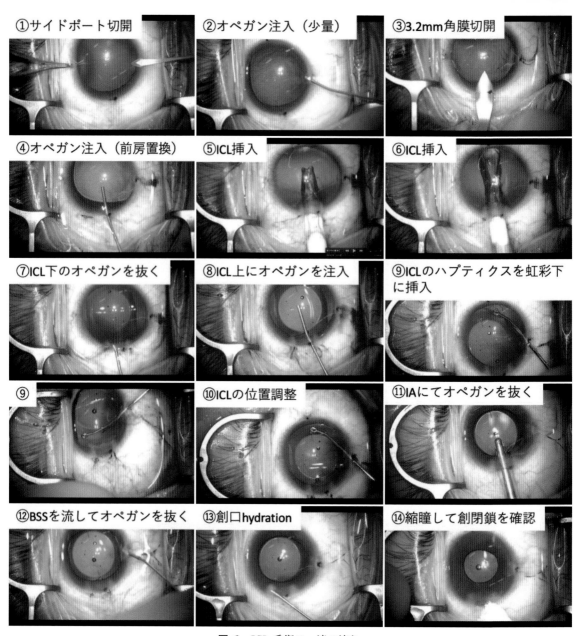

①サイドポート切開　②オペガン注入（少量）　③3.2mm角膜切開
④オペガン注入（前房置換）　⑤ICL挿入　⑥ICL挿入
⑦ICL下のオペガンを抜く　⑧ICL上にオペガンを注入　⑨ICLのハプティクスを虹彩下に挿入
⑨　⑩ICLの位置調整　⑪IAにてオペガンを抜く
⑫BSSを流してオペガンを抜く　⑬創口hydration　⑭縮瞳して創閉鎖を確認

図 2．ICL 手術の一連の流れ

使う麻酔薬を使用すると，防腐剤による角膜内皮
障害を起こす可能性がある．必ず防腐剤の入って
いない静注用の 1％リドカインを使用する必要が
ある．手術中は麻酔薬のシリンジを色分けするな
ど，間違いが起こらないようにする必要がある．
この使用方法は，薬剤の適応外使用であるため，
事前に患者への十分な説明・同意取得が必要であ
る．

4．角膜切開

　水晶体を保護するため，まずサイドポートを作

製して，粘弾性物質を前房内に少量注入し，その
後に主切開創を作製する（図2-①～③）．現時点の
ICL の角膜切開は，インジェクターの径の関係上
3.2 mm の幅が必要である．自己閉鎖を確実にす
るために，トンネル長は最低 1.7 mm 程度とるよ
うにする．図 2 に一連の ICL 手術の手技を示す．
　合併症とその対策：角膜切開のトンネルが短く
なると，切開の内方弁が虹彩に近くなり，前房内
圧の変動により，虹彩が嵌頓しやすくなる．嵌頓
した場合は，無理に粘弾性物質で押し戻そうとす

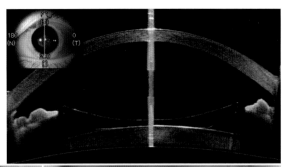

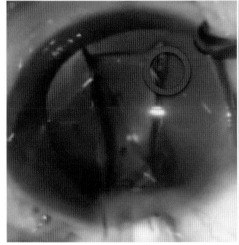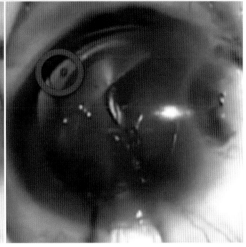

a	
b	c

図 3. ICL が裏表逆に挿入された症例

a：前眼部 OCT
b：正しく挿入された場合
c：裏返って挿入された場合
手術翌日の前眼部 OCT 写真を a に示す．術中に ICL が挿入された
ときに，術者から向かって右側にポジショニングマークが見えるの
が正しい位置（b）で，左側に見えた場合は裏表逆になっている可能
性がある（c）．

るのではなく，まず前房内の圧を下げることが重要である．サイドポートより前房内の粘弾性物質を抜くことで虹彩を戻しやすくなる．

5．ICL の前房内への挿入

粘弾性物質で前房内を完全に置換した後（図2-④），インジェクターに装填された ICL を前房内，虹彩上に挿入する（図2-⑤，⑥）．ゆっくりと挿入し，先行するハプティクス部分が開いてから完全にリリースするようにすると裏表逆になることを防ぐことが可能である．

合併症とその対策：図3に匿名の術者よりご提供頂いた症例を供覧する．手術翌日に ICL が表裏間違えて挿入されているのがわかった症例の前眼部 OCT を示す（図3-a）．明らかに ICL が裏表逆になって，ICL の光学部が水晶体と接触している

のがわかる．この症例は手術ビデオを確認すると，ICL が前房に入る際に，勢いよく入っており通常の再生スピードではポジショニングマークが確認できなかったが，ゆっくり再生させると，図3-c のようにポジショニングマークが術者から向かって左側に確認された．本来は右側にマークが見えるのが正しい向きである（図3-b）．ICL の先行ハプティクスが開く時には，挿入スピードをゆっくりに調整して，ICL の向きをよく観察して，ねじれているようであればインジェクターを捻って，正しい向きで挿入されるようにする必要がある．

上記の対策をとっても，特に ICL がインジェクターに傾いてセッティングされている場合には，前房内に挿入された際に，ねじれるように挿入さ

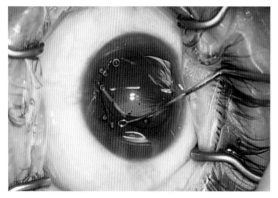

図 4. ICL ハプティクスを虹彩下に挿入する
手技中に縮瞳をきたした症例

れ裏表が逆になる場合がある．その場合の対策と
しては，前房内で向きを戻すことは決して行って
はいけない．確かに白内障手術の際には，囊内に
挿入された眼内レンズの裏表を眼内で逆に戻すこ
とは可能である．ICL はプレート型をしている
が，縦径は 6 mm 程度あり，前房内で回転させる
には大きすぎて角膜内皮細胞障害のリスクが極め
て高いためである．この場合は，ICL のハプティ
クスを専用のパックマン鑷子で把持し，メインの
角膜切開創から一旦摘出し，もう一度セッティン
グして挿入する．

　この手技の際の別の合併症としては，角膜内皮
細胞と水晶体上皮細胞の障害である．これらは，
ICL の挿入方向に問題があることが多い．一般的
に白内障手術に熟練した術者が ICL 手術を始める
ことが多いが，眼内レンズを囊内に挿入するイ
メージで行うと ICL が水晶体に当たってしまう．
また，水晶体を心配するあまり，上向きに挿入す
ると角膜内皮に当たってしまう．適切な挿入角度
を豚眼練習でしっかりつかんでから実際の手術に
臨むのが望ましい．

6．ICL のハプティクスの虹彩下への挿入

　ICL が前房内に正しい位置で挿入された後は，
通常 ICL が虹彩よりもかなり上に位置しているこ
とが多い．一旦 ICL 下の粘弾性物質を抜き，その
後に ICL 上に粘弾性物質を注入し，ICL を虹彩上
に落とすようにする（図 2-⑦，⑧）．その後は，4
つのハプティクスを虹彩の下，毛様溝へ挿入して
いく（図 2-⑨）．いくつか専用の ICL マニピュレー

タがあり，それを用いて 1 つずつ行っていく．こ
のときのイメージは，ハプティクスをめくり上げ
るようにして持ち上げ，虹彩下に滑り込ませるよ
うにする．この際の注意点は，虹彩を刺激しない
ことである．マニピュレータで虹彩を下に押さえ
つけすぎると，虹彩が刺激されて縮瞳し，さらに
手術が難しくなってくる（図 4）．また下方へ押さ
えつけすぎると，水晶体上皮細胞への影響も強く
なり，特に 40 歳以上の患者では手術による併発白
内障のリスクが増加するため特に注意が必要であ
る．4 つのハプティクスが虹彩下にしっかり挿入
されたら，ICL の位置を合わせる．ノントーリッ
クの場合はおおよそ水平に入っていれば問題な
い．トーリックの場合は，水平位置もしくは少し
回転が必要な場合は，patient orientation form を
確認して回転させる．その場合，ICL の光学部は
触らず周辺部を ICL マニピュレータで操作して
ゆっくり回転させる（図 2-⑩）．

合併症とその対策：

- ハプティクスが毛様溝にしっかり入っていな
い場合：ICL のハプティクスを虹彩下に挿入し
たつもりでも，虹彩裏側の組織に引っかかって
いる時がある．この見極めは，瞳孔の形状に注
意するとわかりやすい．どこかに引っかかって
いる場合は，瞳孔の形状が円形になっておらず
ノッチが形成されていることが多い．

- 虹彩を刺激して縮瞳してしまった場合：この場
合は，無理に行うと色素が散布され術後炎症が
強く起こったり，患者が痛がり二次的な合併症
につながる可能性もある．また，小瞳孔でハプ
ティクスを虹彩下に入れようとすると，ICL を
大きく持ち上げる必要があり，角膜内皮に ICL
が接触する可能性もある．散瞳薬の点眼はこの
時点では効果は低く，また散瞳するまでに長時
間必要である．筆者はオフラベル使用である
が，眼内に注入する散瞳薬を使用している．1
つはトロピカミド・フェニレフリン点眼を調整
したもの（BSS にミドリン® P 点眼液を加えたも
の）もしくはネオシネジン® 注射薬を希釈した

溶液を前房内に注入する．どちらの場合も，前房内に少量注入後速やかに散瞳が得られるため，大変有用である．点眼液から調整する場合は，防腐剤の影響があるため，濃度を間違えると重度の角膜内皮障害を起こす危険性があり，注意が必要である．

7. 前房洗浄

眼内に残った粘弾性物質を除去する重要な過程である（図2-⑪）．特にICLは裏面に粘弾性物質が残りやすく，残存した粘弾性物質は術後の一過性眼圧上昇をきたす可能性があるため，十分に前房内を灌流吸引（IA）を行う必要がある．現在使用するICLは中心貫通孔のあるHole ICLであるため，この貫通孔を利用してIAが可能であるが，この際にICLのholeにIAの吸引孔を近づけて持続的に吸引を行うと，ICLと水晶体が接触を起こしholeのエッヂ部分で機械的障害が起こり併発白内障のリスクとなるため，吸引を持続的に行うことは避けるべきである．筆者は吸引口ではなく，灌流側のスリーブの孔をICLのholeに近づけ，吸引よりも水流を流すことで裏面の粘弾性物質を洗い流している．また途中で一旦，IAを抜いて，サイドポートからBSSでフラッシュすることもICL裏面の粘弾性物質を洗い流すのに有効である（図2-⑫）．

合併症とその対策：前房洗浄の際に合併症が起こることはまずないが，極大散瞳している場合は，粘弾性物質が抜けるときにレンズが揺れてハプティクスが前房内に飛び出す場合が稀にある．これに気づかずにいると，最後に縮瞳した際にICLが虹彩捕獲されてしまうので，IAをしながら，4つのハプティクスがしっかりと虹彩下に入っていることを確認する．また，トーリックICLを使用した場合は，このIAの時にICLの位置が変化し，目的の位置からずれることがある．この場合は，熟練したICL術者であれば，IAを片手で保持した状態で，もう片手でサイドポートからマニピュレータを挿入してICLを回転させることが可能であるが，慣れないうちはIAを抜い

て前房内（ICLの裏には入らない程度に）にもう一度粘弾性物質を少し注入し，ICLを正しい位置に回転させて再度IAを行う必要がある．

8. 縮瞳

創口を閉鎖する前にオビソートを前房内に投与し縮瞳させる．縮瞳したときの瞳孔が円形であることを確認する．

合併症とその対策：瞳孔が円形でない場合は，ICLのハプティクスが虹彩の裏側に引っかかっており，しっかりと毛様溝に入っていないことを示すサインである．通常はこの状態は，もっと以前の状態で気づくことが多いが，瞳孔が極大散瞳しているような場合にはわかりづらく，縮瞳させた時に初めて気づくことが稀にある．この場合は，もう一度ICLマニピュレータを用いてハプティクスを毛様溝に固定する必要がある．実際には粘弾性物質を前房およびICL下に入れ，ハプティクスをもう一度めくり上げて毛様溝に滑り込ませるようにする．

9. 創口閉鎖

過去の白内障手術後における眼内炎発症リスクとしては，術後の創閉鎖不全が指摘されており[1]，ICLでも同様に考える必要がある．しっかりとトンネル長が確保されている場合は少しBSSで創に浮腫を起こさせれば自己閉鎖は可能であるが，トンネルが短いと難しい場合がある．必ず，surgical spongeなどを用いて前房水の漏出がないことを確認して終了する（図2-⑬）．

合併症とその対策：創がhydrationを行っても閉じない場合は10-0ナイロンで1針縫合して完全に閉鎖を確認する．

その他の術中合併症

<ICLサイズの適合不全>

ICLサイズが適切でないと術後合併症につながる．一般的にICLサイズが小さすぎるとvault（水晶体とICLの距離）が低くなり，併発白内障のリスクが高くなるといわれているが，Hole ICLが登場してからはそのリスクは低いと考えられてい

る．これは low vault でも房水の流れが常に確保
されているためである．術中に特に問題になるの
は，low vault ではなく high vault である．ICL を
虹彩下に入れるときに，大きく ICL を曲げないと
挿入できず，入れた後 ICL が角膜内皮に接触しそ
うなほど上がっているような場合は，サイズの不
適合と考えたほうがいい．ICL は毛様溝に固定さ
れており，毛様溝の大きさは角膜径と逆で水平方
向より垂直方向のほうが広い．ICL がオーバーサ
イズで，レンズがノントーリックの場合は，水平
固定から垂直固定へ変更する方法が有効であ
る[2]．トーリック ICL の場合であれば，一旦 ICL
を抜去して手術を終わり，後日 1 サイズ小さいサ
イズの ICL を取り寄せて挿入するべきである．た
だし，このような症例は非常に稀で，名古屋アイ
クリニックでも 2,000 眼の ICL 手術を行って 1 眼
のみ起こっているだけであるが，そのまま手術を
続行すると，隅角閉塞による眼圧上昇や内皮障害
を起こす可能性がある．ただし，術中にやや高い
と感じる vault の場合は，全く問題ない．我々の
high vault 症例でも，術後に色素散布が起こるこ
ともなく，以前の検討での vault は術後早期に高
いほど低くなる傾向があり，high vault の場合，
術後 3 か月で約 30% 低くなることがわかってい
る[3]．また，vault に関しては術前の ICL のサイズ
選択が重要で，我々は現在，前眼部 OCT
(CASIA, TOMEY) を用いてサイズ決定を行って
いる[4]．この方法を始めてから，極端な high vault
はこれまでに起こっていない．

最後に

ICL 手術は本邦では屈折矯正手術サージャンだ
けでなく，白内障サージャンにも広く普及しつつ
ある．本邦の白内障手術のレベルは世界でも非常
に高く，そのレベルで ICL 手術が行われること
で，より高い質が維持できると思われる．しかし，
白内障手術と似てはいるが，異なる点も多くその
相違を意識して行うことが重要と思われる．

文　献

1) Wallin T, Parker J, Jin Y, et al：Cohort study of 27 cases of endophthalmitis at a single institution. J Cataract Refract Surg, **31**(4)：735-741, 2005.

2) Matarazzo F, Day AC, Fernandez-Vega Cueto L, et al：Vertical implantable collamer lens(ICL) rotation for the management of high vault due to lens oversizing. Int Ophthalmol, **38**(6)：2689-2692, 2018.

3) Kojima T, Maeda M, Yoshida Y, et al：Posterior chamber phakic implantable collamer lens：changes in vault during 1 year. J Refract Surg, **26**(5)：327-332, 2010.
   Summary ICL の術後 vault は high vault の症例ほど術後 3 か月で大きく減少.

4) Nakamura T, Isogai N, Kojima T, et al：Implantable Collamer Lens Sizing Method Based on Swept-Source Anterior Segment Optical Coherence Tomography. Am J Ophthalmol, **187**：99-107, 2018.
   Summary 前眼部 OCT を用いた ICL のサイズ決定最適化を報告.

MB OCULI. No. 85：59−66, 2020

特集／よくわかる屈折矯正手術

レーシック，表面照射の術後診察と長期経過

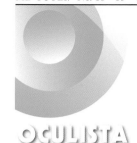

OCULISTA

五十嵐章史*

Key Words： レーシック(LASIK)，PRK，合併症(complication)，regression，長期臨床成績(long-term clinical outcome)

Abstract： 角膜屈折矯正手術は大きく角膜表面照射の PRK，角膜表面にフラップを作製し実質に照射を行うレーシックの 2 つに分けられる．レーザーにより角膜性状・形状変化をきたすため，術後診察において視力検査はもちろんのこと，細隙灯顕微鏡による角膜診察・角膜形状解析検査などが重要である．合併症として PRK では術後疼痛，haze，レーシックではフラップに関連した合併症に注意が必要となる．レーシック，PRK ともに長期的な安全性は高いが，regression と呼ばれる再近視化により裸眼視力が低下する傾向にあり，特に矯正量が大きくなる強度近視群では注意が必要である．

はじめに

　レーザーによる角膜屈折矯正手術は，その照射切除部位により大きく 2 つに分けられる．レーシック(LASIK：laser *in situ* keratomileusis)，スマイル(SMILE：small incision lenticle extraction)といった角膜表面に実質を含むフラップ(100〜140 μm)を作製し，内側の実質面へレーザー照射を行う手術を inner ablation と称するのに対し，角膜表層よりレーザー照射を行う手術を surface ablation(表面照射)と称す．表面照射の手術には角膜上皮剥離の違いによって PRK(photorefractive keratectomy)，LASEK(laser-assisted sub-epithelial keratectomy)など異なる手術方法が存在するが，本稿では最もポピュラーなレーシック，PRK について解説する．

術後診察のポイント

1．術後の合併症と観察時期

　角膜屈折矯正手術は角膜表面の性状，形状変化が生じるため，視力検査はもちろんのこと，細隙灯顕微鏡検査，角膜形状解析検査が重要となる．術後は一般的に術翌日，1 週間，1 か月，3 か月，6 か月，1 年といった間隔で定期検査を行うことが多いが，PRK などの表面照射手術の場合，術後数日は角膜上皮が欠損し強い疼痛が生じるため，より短い間隔での診察を必要とすることもある．定期検査で観察するポイントは以下のとおりである．

　術直後：フラップずれ，フラップ間異物の有無

　術翌日：視力，照射位置，フラップの状態(位置，皺，異物，接着)，感染，DLK

　術後早期：視力，ドライアイ，感染，epithelial ingrowth，DLK

　術後晩期：視力(regression)，ドライアイ，ケラトエクタジア

* Akihito IGARASHI，〒107-0052　東京都港区赤坂 8-10-16　山王病院アイセンター，部長

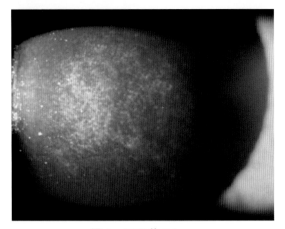

図 1. PRK 後の haze

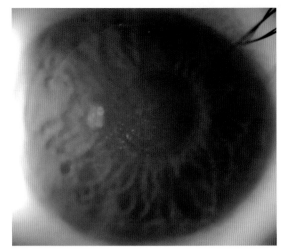

図 2. レーシック後の DLK
フラップ間のびまん性浸潤で，写真はステージ 2
に相当する.

2．術後合併症

a）フラップずれ

近年，フラップ作製はマイクロケラトームから
フェムトセカンドレーザーへ移行しつつあり，フ
ラップエッジの角度を自由に作製できるように
なったことから，フラップずれが生じるリスクは
低くなったとされている. しかし予期せぬ外傷や，
眼の特徴からフラップずれが生じる可能性は存在
する. フラップずれが生じやすい眼の特徴として
角膜内皮細胞密度が少ない例，閉瞼不全を生じて
いる例が挙げられる. 筆者は過去に美容目的で二
重瞼手術を行った例で術後翌日にフラップの下方
へのずれを認めたことがあった. フラップずれを
生じた際はただちに整復する必要がある. 当院で
は眼内灌流液を用いてフラップを洗浄し，フラッ
プ接着を強固にするため 11-0 ナイロン糸にて単
縫合を行う. フラップ洗浄後は角膜上皮の迷入を
防ぐため 1 週間程度治療用コンタクトレンズ装用
とする. フラップの皺が伸びにくい場合は灌流液
と蒸留水を半々に混ぜた液でフラップを洗浄する
と浮腫が生じて皺が伸びやすくなる. その後フラッ
プの接着状態を確かめながら，角膜トポグラフィ
をもとに抜糸を行い，角膜乱視を調整する.

b）フラップ間の異物（debris）

レーシックの術直後にはフラップの層間に異物
（debris）が混入することがある. 異物には MQA
などの線維成分，マイクロケラトームのブレード
破片（metalic dust），気泡や出血成分などが挙げ
られる. 瞳孔中央にかかる異物や重なりのある線

維はフラップを起こしての除去が必要になるが，
それ以外の場合は自覚症状に出ることは少ない.
炎症反応を認める場合には，しばらく副腎皮質ス
テロイド点眼（以下，ステロイド）を使用しながら
経過観察を行う.

c）Haze

PRK などレーザーの表面照射により角膜上皮
や実質が障害されると，keratocyte の apoptosis
が生じ，周囲の keratocyte が活性化する. その活
性化 keratocyte が筋線維芽細胞などを産生して，
角膜に混濁を生じる状態が haze である（図 1）.
Haze の危険因子としては，強度近視，強度乱視，
遠視，アトピーや自己免疫性疾患，紫外線曝露や
若年例などが指摘されており，これらのリスク症
例では mitomycin C（MMC）を塗布することで，
haze が抑えられることが報告されている[1]. また，
MMC だけでは haze を完全に予防できないため，
その予防および治療にステロイド点眼を使用する
ことが一般的であるが，その際はステロイドレス
ポンダーによる眼圧上昇を注意しなければいけな
い.

d）DLK（diffuse lamellar keratitis）

レーシックなどのフラップを作製する手術では
術後に無菌性の炎症性混濁が生じることがあり，
DLK（diffuse lamellar keratitis）と呼ばれる（図
2）. Bigham らの報告[2]によればその頻度は

表 1. DLK（diffuse lamellar keratitis）と角膜感染症の鑑別

	DLK	角膜感染症
発症時期	多くは術後 1 週以内	術後 1 週以内が多いが，以降も発症
病変	びまん性	局所性
結膜充血・前房内炎症	軽度	著明
ステロイドに対する反応	改善	悪化

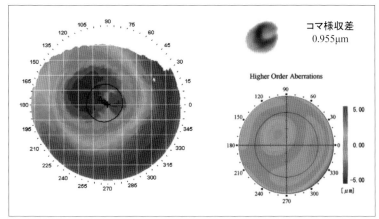

図 3. レーシックの偏心照射例
レーザーの照射中心がズレており，術後非対称性の
コマ様収差が増加している．

0.67％とされており，軽度のものを含めると臨床的に時に遭遇しうる合併症である．多くは術後早期にフラップ間のびまん性浸潤を認め，その程度によって以下の 4 つのステージに分けられる．

ステージ 1：部分的浸潤で，周辺部に限局し瞳孔領は含まれない

ステージ 2：軽度〜中等度の全体に及ぶ浸潤

ステージ 3：全体に及ぶ濃い浸潤

ステージ 4：全体に及ぶ濃い浸潤で前房内炎症，毛様充血，視力低下を伴う

ステージ 1, 2 ではステロイドの頻回点眼で症状改善を望めるが，ステージ 3, 4 ではフラップ下の洗浄を早急に行う必要がある．なお，DLK は後述する感染症との鑑別（表 1）が重要になるが，感染の場合，ステロイド点眼にて急激に症状が増悪することもあり，疑わしい場合は連日の経過観察が必要である．

e）偏心照射

レーザーによる角膜屈折矯正手術は照射中心を角膜中心または瞳孔中心に設定し照射することが原則であるが，著しく照射中心がずれてしまった場合，角膜不正乱視・高次収差の増加，コントラスト感度低下をきたすことになる（図 3）．近年のレーザー機器には虹彩認証によるアイトラッキングシステムが常備されているため，その頻度は減少しているが，照射時間が長くなる強度近視例，固視不良例では注意が必要である．

f）感 染

レーシックや PRK における角膜感染症のリスクは Llovet ら[3] によれば 0.035％と決して頻度の高いものではないが，本邦では過去に単一医療機関におけるレーシック後の集団感染症[4]が問題となった．この時の集団感染症は主にフラップを作製するマイクロケラトームの滅菌不良が原因であり，レーシック手術特有な危険性ではなかったが，この件をきっかけにレーシックのイメージは悪化し，近年手術件数が減少する一因となった．感染症は一般的に稀ではあるが，一度発症すると視機能が低下する可能性が高く，正しく対処しなければいけない合併症である（図 4）．レーシック後の感染症の起因菌は，他の術後のものとは異なる部分が多く，さらにはフラップとベッドの層間

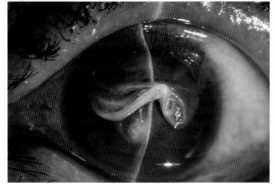

図 4. LASIK 後の角膜感染症
国内で単一施設による集団感染症が生じた際の症例. 感染が進行し, すでにフラップ融解をきたし, 抗生剤に抵抗したため後にフラップ切除を行った.

る. 国内で集団発生した例でも非定型抗酸菌の検出が多かった. 治療としては発症時期にかかわらず, 積極的にフラップリフトを行い角膜病巣擦過, 培養, 塗抹を行う. 同時にフラップ洗浄も行うが, 使用する薬剤の組み合わせは Donnenfeld らの報告[6]を参考とし, 表 2 へ示す. 感染症が重篤な場合は, フラップ切除を必要する場合もある.

g) ケラトエクタジア

ケラトエクタジアは医原性角膜拡張症とされ, レーザー照射後に角膜の不整な前方突出を起こす (図 5). 術前に可能性がある潜伏的病変を見つけ出し, 手術を行わないことが最も大切であるが, スクリーニングにて検出できず不幸にも生じてしまう例が稀に存在する. 発症した場合, 近視化や不正乱視が悪化進行するため, 早い時期に角膜クロスリンキングを行い進行抑制しなければいけない[7]. 進行が抑えられた場合は, まず眼鏡やコンタクトレンズで矯正を試みる. 手術的には眼鏡矯正視力が良好なケースであれば phakic IOL で矯正することも可能となる. ただし, 不正乱視が強い

への薬剤浸透性も低いことから, 同じような治療を行っても十分な効果が得られないことを認識しなければならない. 主な自覚症状は視力低下, 充血, 羞明, 疼痛で術後 1 週間以内に発症することが多い. 細隙灯顕微鏡では局所の浸潤を認め, DLK との鑑別 (表 1) が重要である. 起因菌は術後 1 週間以内であればぶどう球菌, 連鎖球菌のようなグラム陽性菌が多く, 術後 10 日以降であれば非定型抗酸菌, *Nocardia*, 真菌が多い[5]とされてい

表 2. レーシック術後角膜感染症に対する初期治療例

	早期発症 (2 週以内)	晩期発症 (2 週以降)
起炎菌	ぶどう球菌, 連鎖球	非定型抗酸菌, *Nocardia*, 真菌
フラップ洗浄	バンコマイシン (50 mg/ml)	アミカシン (35 mg/ml)
初期治療	ガチフロ® 1 時間ごと点眼 ベストロン® 1 時間ごと点眼 ビブラマイシン® 100 mg 内服	ガチフロ® 1 時間ごと点眼 アミカシン (35 mg/ml) 1 時間ごと点眼 ビブラマイシン® 100 mg 内服

治療に反応しない症例やフラップの融解が強い症例では, フラップ切除を考慮する.

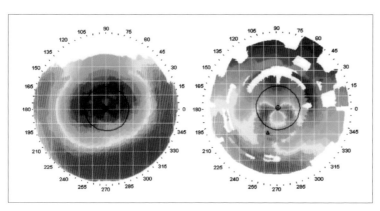

図 5.
ケラトエクタジア例の角膜形状
左が術直後, 右が術後 1 年経過後に生じたケラトエクタジアの角膜形状. 角膜中央から下方に円錐角膜様の前方突出をきたしている.

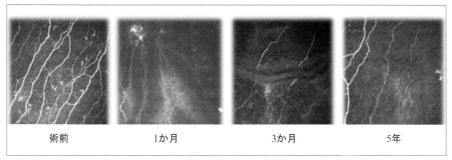

図 6. LASIK 術前後の角膜共焦点顕微鏡所見
白い稲妻のように見える線が角膜三叉神経であり，術前に比べ術後著明に
消失していることがわかる．術後数年し，その数は改善していくが，異常
な形状の神経もみられるようになる．

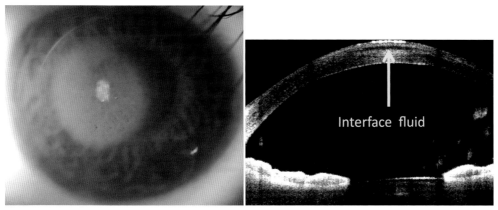

Interface fluid

図 7. レーシック後の interface fluid syndrome
フラップ中央に限局性の浮腫を認める．前眼部 OCT を用いるとフラップ間に
空隙を認めるため診断は容易になる．

場合はハードコンタクトレンズにて矯正を試みる
が，より重度な場合は角膜移植が必要なこともある．

h）ドライアイ（LNE：LASIK induced neurotrophic epitheliopathy）

レーシックや PRK で最も臨床的に頻度が高い
合併症としてドライアイが挙げられる．これら角
膜レーザー照射後のドライアイ症状は正確には
LNE（LASIK induced neurotrophic epitheliopathy）と呼ばれ[8]，フラップ作製やレーザー照射に
伴う角膜三叉神経障害によるものとされている．
一般に角膜内の三叉神経はボウマン膜付近に sub-
basal nerve plexus と呼ばれる密な神経叢を形成
しており，角膜フラップを作製する手術では一部
ヒンジを残しほぼ全周この神経叢を障害すること
になる（図6）．そのためレーシック術後には角膜内
三叉神経密度は大幅に減少し[9]，角膜知覚は低下[10]
しドライアイ症状が生じる．その後，神経線維密

度および角膜知覚は時間経過とともに改善はす
る[9]ものの，逆に神経過敏症状を有する例も存在
し，症状が遷延化する場合もある．

i）Interface fluid syndrome

レーシックなどのフラップを有する角膜では，
眼圧が上昇した際にフラップ間に浮腫が生じる場
合があり，interface fluid syndrome[11]と呼ばれる
（図7）．症状としては霧視，視力低下を呈し，前
眼部 OCT（optical coherence tomography）がある
施設ではフラップ間の浮腫を判別することができ
るため診断は容易であるが，ない施設では時にフ
ラップ間浮腫のためアプラネーションをはじめと
した眼圧測定がエラーとなることがあり，診断に
苦慮することとなる．原因としてステロイドレス
ポンダーやぶどう膜炎に伴う眼圧上昇の他，眼内
手術後の眼圧上昇により生じることもある．眼圧
を下げることで浮腫はなくなり，症状も改善する．

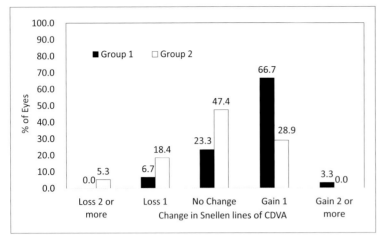

図 8.
術前後の矯正視力の変化
Group 1 は術前が軽度・中等度近視群（−6.0 D 未満），group 2 は強度近視群（−6.0 D 以上）を示す.
※CDVA：Corrected Distance Visual Acuity

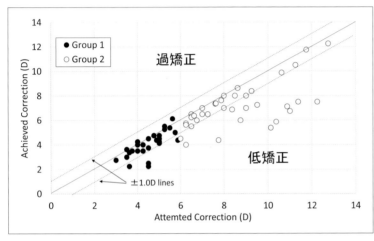

図 9.
術後 12 年の予測性（矯正精度）
Group 2（強度近視群）ほど低矯正となっていることがわかる.

レーシック，PRK の長期経過

現在，PRK，レーシックの登場から 30 年弱が経過し，多くの長期臨床報告がなされている．本稿では本邦より報告されたレーシック 12 年の論文[12]をもとに角膜屈折矯正手術の長期経過を解説する.

1．安全性

術後 12 年の平均矯正視力（log MAR）は −0.13 ±0.10，安全係数（＝術後矯正視力／術前矯正視力）は 1.09±0.21 と良好である．図 8 は術前後の矯正視力の変化を軽度・中等度近視群（−6.0 D 未満）と強度近視群（−6.0 D 以上）に分けて示しているが，術後 12 年で 2 段階以上の低下をきたした例はわずかであり，長期的に安全性は良好である.

2．有効性

術後 1 年と術後 12 年における平均裸眼視力は 0.02±0.25，0.18±0.39，有効係数（＝術後裸眼視力／術前矯正視力）は 0.83±0.28，0.67±0.37 であり，術後長期的には裸眼視力はやや低下する傾向にある.

3．予測性

図 9 は術後 12 年の予測性（矯正精度）を示す．±1.0 D 以内に軽度・中等度近視群では 87％，強度近視群では 66％と，特に強度近視群で術後予測性は低下する.

4．安定性

図 10 は経時的な等価球面度数の変化を示す．全体的にゆるやかに regression（再近視化）が生じている．強度近視群のほうが regression は大きく，結果，裸眼視力の低下・予測性の低下が生じていることがわかる．Regression による裸眼視力の低下は角膜屈折矯正手術の欠点であり，その原因としては角膜上皮の過形成・実質の再合成，レーザー照射によって薄くなった角膜がその剛性の低下によって前方偏位するためという説がある．こ

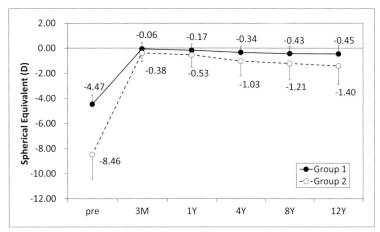

図 10.
経時的な等価球面度数の変化
長期的に regression（再近視化）を認め，group 2（強度近視群）ほどその変化が大きい.

の裸眼視力低下により追加矯正が必要となる例は5.5〜10.5%[13)〜16)]とされており，強度近視に対するレーシックは長期的な屈折の安定性は良好とはいえない．また，Mori ら[17)]は術前等価球面度数に差のないレーシック群と PRK 群の長期的な屈折変化を欠測値補完して解析する mixed effects model を使用して検討しており，それによると長期的には PRK 群のほうが regression は少ないとし，その理由として PRK のほうが術後の角膜厚増加やバイオメカニクスの低下，前方偏位が生じにくいためとしている．

おわりに

レーシック，PRK はこれまでに利点や欠点は明らかになっている．レーシックは長期的に安全性が高く，安定した術後成績を得ることから本邦でも 2007 年頃をピークに流行したが，長期的な屈折の安定性やフラップに関連した合併症など課題も明らかになっている．現在，後房型 phakic IOL の安全性が向上していることから，これらの利点・欠点を患者に提供し手術選択をすべきであろう．

文　献

1) Talamo JH, Gollamudi S, Green WR, et al：Modulation of corneal wound healing after excimer laser keratomileusis using topical mitomycin C and steroids. Arch Ophthalmol, **109**：1141-1146, 1991.

2) Bigham M, Enns CL, Holland SP, et al：Diffuse lamellar keratitis complicating laser *in situ* keratomileusis：post-marketing surveillance of an emerging disease in British Columbia, Canada, 2000-2002. J Cataract Refract Surg, **31**：2340-2344, 2005.

3) Llovet F, de Rojas V, Interlandi E, et al：Infectious keratitis in 204 586 LASIK procedures. Ophthalmology, **117**：232-238, 2010.

4) Yamaguchi T, Bissen-Miyajima H, Hori-Komai Y, et al：Infectious keratitis outbreak after laser *in situ* keratomileusis at a single laser center in Japan. J Cataract Refract Surg, **37**(5)：894-900, 2011.
Summary　国内で発生した単一施設による感染症の報告.

5) Chang MA, Jain S, Azar DT：Infections following laser *in situ* keratomileusis：an integration of the published literature. Surv Ophthalmol, **49**：269-280, 2004.

6) Donnenfeld ED, Kim T, Holland EJ, et al：American Society of Cataract and Refractive Surgery Cornea Clinical Committee. ASCRS White Paper：Management of infectious keratitis following laser *in situ* keratomileusis. J Cataract Refract Surg, **31**：2008-2011, 2005.

7) Salgado JP, Khoramnia R, Lohmann CP, et al：Corneal collagen crosslinking in post-LASIK keratectasia. Br J Ophthalmol, **95**(4)：493-497, 2011.

8) Wilson SE, Ambrósio R：Laser *in situ* keratomileusis-induced neurotrophic epitheliopathy. Am J Ophthalmol, **132**(3)：405-406, 2001.

9) Erie JC, McLaren JW, Hodge DO, et al：Recovery of corneal subbasal nerve density after PRK and LASIK. Am J Ophthalmol, **140**(6)：1059-1064, 2005.

10) Nejima R, Miyata K, Tanabe T, et al：Corneal barrier function, tear film stability, and corneal

sensation after photorefractive keratectomy and laser *in situ* keratomileusis. Am J Ophthalmol, **139**(1)：64-71, 2005.

11) Galal A, Artola A, Belda J, et al：Interface corneal edema secondary to steroid-induced elevation of intraocular pressure simulating diffuse lamellar keratitis. J Refract Surg, **22**(5)：441-447, 2006.

12) Ikeda T, Shimizu K, Igarashi A, et al：Twelve-Year Follow-Up of Laser *In Situ* Keratomileusis for Moderate to High Myopia. Biomed Res Int, 9391436, 2017.
　　Summary LASIK 術後 12 年の長期経過を軽度・中等度と強度近視に分けて報告している文献.

13) Randleman JB, White AJ Jr, Lynn MJ, et al：Incidence, outcomes, and risk factors for retreatment after wavefront-optimized ablations with PRK and LASIK. J Refract Surg, **25**：273-276, 2010.

14) Bragheeth MA, Fares U, Dua HS：Re-treatment after laser *in situ* keratomileusis for correction of myopia and myopic astigmatism. Br J Ophthalmol, **92**：1506-1510, 2008.

15) Zadok D, Maskaleris G, Garcia V, et al：Outcomes of retreatment after laser *in situ* keratomileusis. Ophthalmology, **106**：2391-2394, 1999.

16) Hersh PS, Fry KL, Bishop DS：Incidence and associations of retreatment after LASIK. Ophthalmology, **110**：748-754, 2003.

17) Mori Y, Miyata K, Ono T, et al：Comparison of laser in situ ketatomileusis and photorefractive keratectomy for myopia using a mixed-effects model. PLoS One, **12**(3)：e0174810, 2017.

MB OCULI. No. 85：67-75, 2020

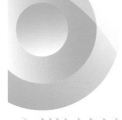

特集／よくわかる屈折矯正手術

ICL 挿入術の術後診察と長期経過

山村　陽*

OCULISTA

Key Words： ICL 挿入術(implantable collamer lens implantation)，vault，長期臨床成績(long-term clinical outcomes)，再近視化(myopic regression)，眼軸長の延長(elongation of axial length)，角膜内皮細胞密度の減少(loss of corneal endothelial cell density)

Abstract：強度近視眼に対する ICL 挿入術の長期臨床成績は，安全性，有効性，予測性，安定性のいずれの指標においても経過とともにやや低下がみられるが，概ね良好である．長期経過で生じる合併症として，白内障や角膜内皮細胞密度の減少による角膜内皮障害などがある．その他，眼軸長の延長などによる再近視化も長期経過で生じる．現在使用されている ICL は，光学部中央に貫通孔がついた Hole ICL であり，眼内の房水循環が改善されることによって白内障の発症が抑制されたり，事前のレーザー虹彩切開が不要となることによって角膜内皮障害リスクの軽減が期待される．2019 年の屈折矯正手術のガイドライン(第7版)では，ICL 挿入術の適応基準が緩和された．したがって，今後も症例数の増加が見込まれるため，術後の長期経過について理解しておくことが重要である．

はじめに

ICL(implantable collamer lens，STAAR Surgical 社)は 2010 年に厚生労働省より認可された後房型有水晶体眼内レンズであり，翌年には toric ICL が認可されている．ICL 挿入術は，ICL を虹彩裏面と水晶体前面のわずかなスペースに挿入する屈折矯正手術であるが，瞳孔ブロックの予防目的でレーザー虹彩切開術を事前に行う必要性や術後白内障の発症などの問題があった．こうした問題に対して，2014 年に光学部中央に直径約 0.36 mm の貫通孔がついた Hole ICL が登場し虹彩切開が不要となった[1]．さらに 2016 年には，夜間視機能の改善効果を期待して，光学部径を大きくした Hole ICL(EVO＋)が登場した．EVO は evolu-

tion(進化)を，＋は光学部が拡大したことを表す．本稿では，ICL 挿入術の術後診察，長期臨床成績，術後合併症について解説する．

ICL 挿入術の術後診察

術後診察においては，細隙灯顕微鏡による眼内での ICL の挿入状況や白内障の発症の有無，さらに対象症例が強度近視眼であることが多いため，眼底検査による網膜裂孔の有無や黄斑部の状態もチェックする必要がある．また，特にレーザー虹彩切開術が施行してある場合には，角膜内皮スペキュラ検査をしておくことが望ましい．

1．vault

図1に眼内に挿入された ICL の前眼部光干渉断層計(以下，前眼部 OCT)(CASIA2，TOMEY 社)画像を示す．前眼部 OCT 所見から ICL の後面と水晶体前面との距離は 522 μm で，角膜厚との比率である vault は 1.04 CT と適切であることがわ

* Kiyoshi YAMAMURA，〒606-8287　京都市左京区北白川上池田町 12　バプテスト眼科クリニック，副院長

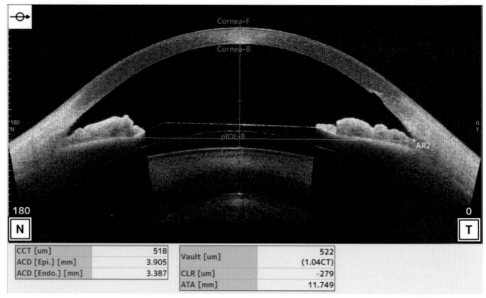

図 1. ICL 挿入眼の前眼部 OCT
前眼部 OCT（CASIA2，TOMEY）による所見.
CCT：Central Corneal Thickness. 中心角膜厚
ACD［Epi］：角膜前面から水晶体前面までの前房深度，ACD［Endo］：角膜後面から
水晶体前面までの前房深度
Vault：有水晶体眼内レンズの後面と水晶体前面との距離（角膜厚との比率）
CLR：Crystalline Lens Rise. 両隅角底（AR）を結ぶ直線の垂直2等分線上での水晶
体前面と直線との距離
ATA：Angle to Angle. 隅角底（AR）間の距離

かる. vault とは，ICL 裏面と水晶体前面との距離を示し，ICL の眼内における位置指標として用いられ，角膜厚の0.5〜1.5倍の距離が正常範囲とされている. vault は ICL の術後合併症と関連するために，重要な指標である. 適切な vault を得るには，ICL のレンズサイズの選択が重要である. 通常，レンズサイズの決定は，角膜横径（WTW：white to white）と前房深度を STAAR Surgical 社の online calculator に入力して自動的に選択される. 近年，より最適な vault となる ICL のサイズを前眼部 OCT を用いて決定する試みが報告され[2][3]，種々のパラメータから重回帰式を作成してサイズ決定を行い CASIA2 に搭載されている.

2．High vault

レンズサイズが大きいと vault が高くなり，虹彩が裏面から押されて狭隅角となり眼圧の上昇（閉塞隅角緑内障）や角膜内皮障害のリスクが生じる. 図2に high vault（2.33 CT）によって浅前房と狭隅角になっている画像を示す.

3．Low vault

反対にレンズサイズが小さいと vault が低くなり，ICL 裏面と水晶体の表面が接触して白内障の発症や toric ICL ではレンズが回転して乱視軸が変化するリスクが生じる. 図3に low vault（0.23 CT）によって ICL 裏面と水晶体の表面が接触しやすい状態になっている画像を示す.

ICL 挿入術の長期臨床成績

当院における ICL 挿入術の術後7年の長期経過[4]〜[7]について紹介する. 2007年1月〜2010年12月までの期間に両眼に通常の ICL（Hole ICL ではない）を挿入した連続症例中，術後の定期受診が可能であったものを対象とした. ただし，片眼でも外科的治療が必要となった4症例（4例8眼）（後述）は除外したため，残りの23例46眼について検討した. 手術時年齢は33.7±7.9（21〜51）歳，自覚等価球面度数（屈折度数）は−11.05±2.62（−6.63〜−16.88）D である.

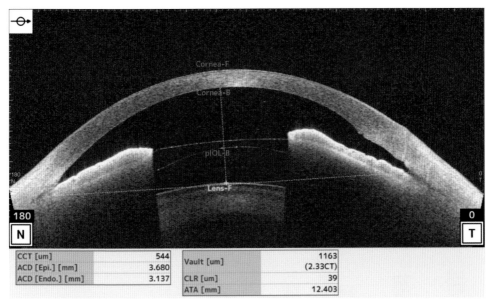

CCT [um]	544
ACD [Epi.] [mm]	3.680
ACD [Endo.] [mm]	3.137

Vault [um]	1163
	(2.33CT)
CLR [um]	39
ATA [mm]	12.403

図 2. High vault
High vault(2.33 CT)によって浅前房と狭隅角になっている．OCT 画像で，
Lens-F は水晶体表面となっているため ACD[Endo]は 3.137 mm となって
いるが，Lens-F を水晶体表面から ICL 表面に移動させると ACD[Endo]は
1.751 mm となる．

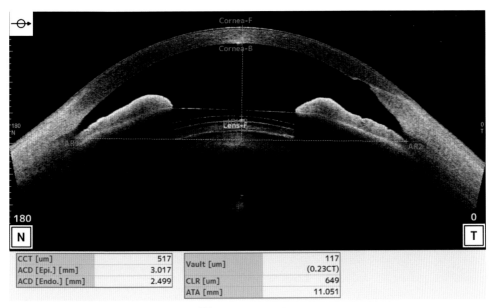

CCT [um]	517
ACD [Epi.] [mm]	3.017
ACD [Endo.] [mm]	2.499

Vault [um]	117
	(0.23CT)
CLR [um]	649
ATA [mm]	11.051

図 3. Low vaulting
Low vault(0.23 CT)によって ICL 裏面と水晶体の表面が接触しやすい状態になっている．

1．安全性

　図 4 に術前後の矯正視力の変化を示す．log-MAR 視力換算にて 1 段階改善または 2 段階以上改善の割合は，術後 1 か月と 7 年ではそれぞれ 65％，46％であったが，術後 7 年では不変の割合が増加していた．安全係数(術後矯正視力／術前矯正視力)はそれぞれ 1.25，1.17 であった．術後 7 年では矯正視力がやや低下しており，この原因として，術後に生じた白内障による影響などが考えられる．

2．有効性

　図 5 に術後裸眼視力 1.0 以上の割合を示す．術

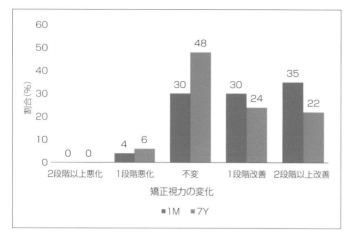

図 4.
矯正視力の変化
1段階改善または2段階以上改善の割合は
術後1か月と7年でそれぞれ65%, 46%で
あったが，術後7年では不変の割合が増加
していた.

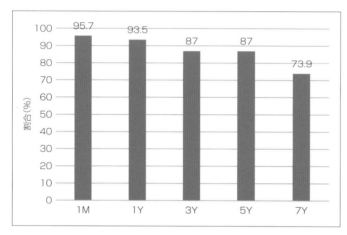

図 5.
裸眼視力 1.0 以上の割合
裸眼視力 1.0 以上の割合は術後1か月と7
年で，それぞれ95.7%, 73.9%であり，術
後7年では裸眼視力の割合が低下していた.

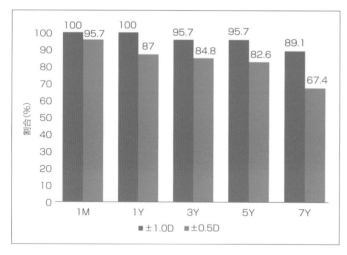

図 6.
屈折誤差 ±1.0 D 以内および ±0.5 D 以内の
割合
屈折誤差 ±1.0 D 以内および ±0.5 D 以内の
割合は，術後1か月ではそれぞれ100%, 95.7
%，術後7年ではそれぞれ89.1%, 67.4%で
あった.

後1か月と7年でそれぞれ95.7%, 73.9%, 有効
係数（術後裸眼視力／術前矯正視力）はそれぞれ
1.12, 0.86であった．術後7年では裸眼視力が低
下しており，この原因として，先ほど述べた白内
障による影響のほか，後述する眼軸長の延長に伴
う再近視化による影響などが考えられる.

3. 予測性

　図6に術前後の屈折誤差 ±1.0 D 以内および
±0.5 D 以内の割合を示す．術後1か月ではそれ
ぞれ100%, 95.7%，術後7年ではそれぞれ
89.1%, 67.4%であった．図7に術前後の矯正精
度の分布を示す．術後7年では矯正精度が低下し,

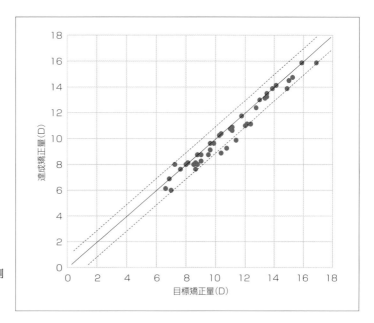

図 7.
術後 7 年における矯正精度の分布
術後 7 年では矯正精度が低下し, 低矯正側にシフトしていた.

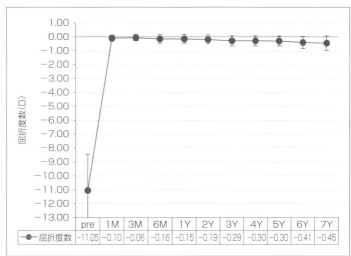

図 8.
術後 7 年間の屈折度数変化
術後 7 年で再近視化が −0.35 ± 0.51 生じていた.

	pre	1M	3M	6M	1Y	2Y	3Y	4Y	5Y	6Y	7Y
屈折度数	-11.05	-0.10	-0.06	-0.16	-0.15	-0.19	-0.29	-0.30	-0.30	-0.41	-0.45

低矯正側にシフトしていた.

4. 安定性

図 8 に術前後の屈折度数の変化を示す. 屈折度数は術後 1 か月では −0.10 ± 0.23(−0.75〜0.5)D, 術後 7 年では −0.45 ± 0.51(−1.5〜0.75)Dであった. 再近視化(術後 1 か月と術後 7 年の変化量)が −0.35 ± 0.51(−1.5〜0.5)D 生じていた. −0.5 D 以上の再近視化が 43.5%, さらに −1.0 D 以上の再近視化が 19.6% に認められた. 長期経過とともに再近視化が生じていた.

5. 眼軸長の変化

一般的に, 屈折矯正手術後の再近視化[8]が生じる要因として, 角膜や水晶体の変化のほか眼軸長の変化などがある. 角膜屈折力の増加, 水晶体の核硬化進行, 眼軸長の延長が関与すると考えられる.

図 9 に術後 7 年間の眼軸長変化を示す. 眼軸長は IOLMaster(Carl Zeiss Meditec 社)で測定した. 術前の眼軸長は 27.51 ± 0.93(25.20〜29.00) mm, 術後 7 年では 27.80 ± 1.08(25.26〜29.67) mm であり(ANOVA:p = 0.85), 術後 7 年間で眼軸長は 0.29 ± 0.37(−0.07〜1.52)mm 延長していた. 眼軸長が 0.5 mm 以上延長していた症例は 26% の割合で生じていた.

図 10 に術後 7 年間における眼軸長変化と屈折度数変化の関係を示す. 眼軸長変化と屈折度数変化には有意な相関(Spearman rank correlation

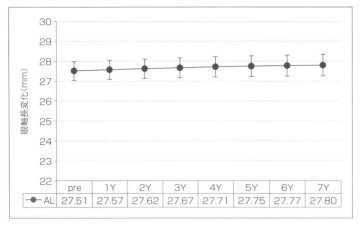

図 9.
術後 7 年間の眼軸長変化
術後 7 年間で眼軸長は 0.29±0.37 mm 延長していた.

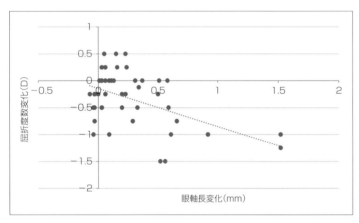

図 10.
術後 7 年間における眼軸長変化と屈折度数変化の関係
眼軸長変化と屈折度数変化には有意な相関(r＝－0.33, p＜0.05)があり, 術後の再近視化は眼軸長の延長と関連があるものと考えられる.

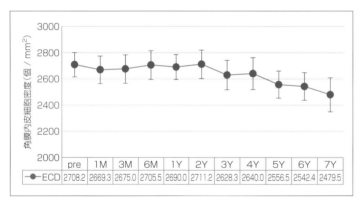

図 11.
術後 7 年間の角膜内皮細胞密度の変化
術後 5 年以降は術前と比較して有意な減少が認められた. 術後 7 年間の角膜内皮細胞密度の減少率は 9.2% であった.

test:r＝－0.33, p＜0.05)があり, 術後の再近視化は眼軸長の延長と関連があるものと考えられる.

6. 角膜内皮細胞密度の変化

図 11 に術後 7 年間の角膜内皮細胞密度の変化を示す. 術前の角膜内皮細胞密度は 2,708.2±186.0 (2,168〜3,145)mm, 術後 7 年では 2,479.5±259.6 (1,651〜3,031)mm であり(ANOVA:p＜0.01), 術後 5 年以降は術前と比較して有意な減少が認められた(Dunnett test:p＜0.01). また, 術後 7 年間の角膜内皮細胞密度の減少率は 9.2% であった.

図 12 に減少率の高かった症例の前眼部写真と角膜内皮スペキュラ写真を示す. この症例では角膜内皮細胞密度の減少率が 39.2% と高く, レーザー虹彩切開術の影響が密度減少に関与している可能性もあり注意する必要がある. 現在使用されている Hole ICL ではレーザー虹彩切開術が不要なため, 従来の ICL と比較して, 角膜内皮細胞密度の減少は生じにくいと考えられるが, 長期の経過観察はやはり重要である.

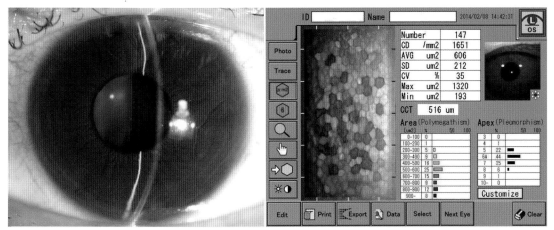

図 12. 減少率の高かった症例の前眼部写真と角膜内皮スペキュラ写真
この症例では角膜内皮細胞密度の減少率が 39.2％と高く，レーザー虹彩切開術の影響が
密度減少に関与している可能性もあり注意する必要がある.

7．白内障の発症

術後 7 年時において，白内障の発症は 6 例 12 眼，約 26％にみられた．ただしすべての症例で矯正視力は 1.0 以上であった．また，年齢は 48.2±7.2（38〜58）歳となっていた．一方，Hole ICL では眼内の房水循環の改善によって白内障の発症が抑制されることが期待されている.

ICL 挿入術の術後合併症

有水晶体眼内レンズ手術の術後合併症として，①術後感染性眼内炎，②ハロー・グレア，③角膜内皮障害，④術後一過性眼圧上昇およびステロイド緑内障，⑤白内障，⑥閉塞隅角緑内障，⑦網膜剥離，⑧近視性脈絡網膜萎縮，⑨虹彩切開あるいは虹彩切除による光視症がガイドライン[9]に記されている．ここでは外科的手術が必要となったため，前項「ICL 挿入術の長期臨床成績」の対象から除外した 4 症例について紹介する.

1．白内障手術

【症例 1】 44 歳，女性

ICL 挿入術：2 年前

現病歴：術後の定期診察を行っていたが，徐々に右眼の霧視の自覚が強まった.

所　見：両眼ともに ICL の位置が low vault のため，水晶体表面の混濁を認めた.

視　力：右眼 0.2（0.3），左眼 1.0（1.2）

手　術：ICL を摘出し，型通りの白内障手術を行った.

術後経過：術後視力は 1.0（1.2）であったが，白内障術後約 10 年の経過とともに両眼に再近視化を認める．左眼は無症候性の白内障を生じているが経過観察中である.

最終観察時視力：右眼 0.3（1.5），左眼 0.5（1.5）

2．ICL の入れ替え手術

【症例 2】 33 歳，女性

ICL 挿入術：5 年前

現病歴：術後の定期診察を行っていたが，視力低下の自覚はなかった.

所　見：両眼ともに ICL の位置が low vault のため，水晶体表面の混濁を認めた.

視　力：右眼 1.0（1.2），左眼 1.0（1.2）

手　術：ICL のサイズを変更し，Hole ICL に両眼とも入れ替えを行った.

術後経過：入れ替え後約 5 年が経過したが，両眼とも白内障の明らかな進行は認めていない（図 13）.

最終観察時視力：右眼 1.5（n.c.），左眼 1.0（1.5）

3．ICL の整復手術および ICL，水晶体摘出術と裂孔原性網膜剥離に対する硝子体手術

【症例 3】 40 歳，男性

ICL 挿入術：4 年前

現病歴：喧嘩の仲裁に入った際に右眼を強打され，その直後から視力低下を自覚した.

所　見：ICL の前房内への脱臼（図 14），硝子体混濁，脈絡膜剥離を認めた.

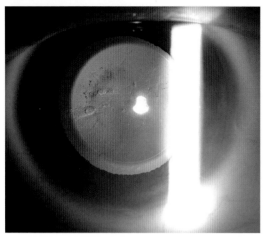

図 13. ICL 挿入眼に生じた白内障
Hole ICL に入れ替え後,白内障の明らかな進行
は認めていない.

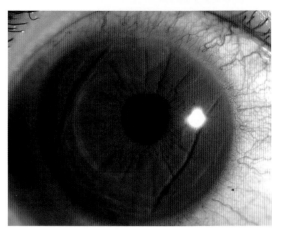

図 14. 脱臼した ICL
脱臼した ICL が前房内に認められる.

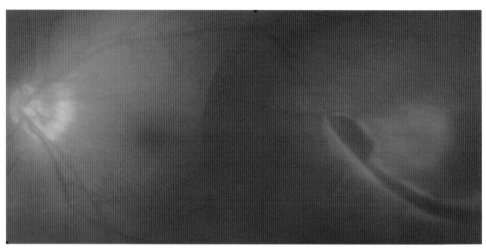

図 15. ICL 挿入眼に生じた裂孔原性網膜剝離
硝子体出血を伴うスリット状の深部網膜裂孔による約1象限の網膜剝離を認めた.

視　力：右眼 0.3(0.7),左眼 0.8(1.0)

手　術：ICL を毛様溝に整復させたが,術後3日目に ICL の眼底への落下とチン小帯断裂による水晶体偏位,さらに網膜剝離を生じたため,ICL と水晶体の摘出および硝子体手術を行った.

術後経過：術後3か月時点で網膜復位は得られていたが,以降受診はない.

最終観察時視力：右眼0.02(0.2),左眼1.0(1.2)

4.　裂孔原性網膜剝離に対する硝子体手術[10)]

【症例4】　43歳,男性

ICL 挿入術：9か月前

現病歴：術後の定期診察を行っていたが,数日前から左眼の霧視を自覚した.

所　見：ICL の状態に問題なく,硝子体出血を伴うスリット状の深部網膜裂孔による約1象限の網膜剝離を認めた(図 15).

視　力：右眼 0.3(0.7),左眼 0.8(1.0)

手　術：網膜周辺部に明らかな変性巣はなく深部裂孔であり,水晶体の混濁もみられなかったため,ICL と水晶体を温存した 25 G 硝子体手術を施行した.硝子体手術は当時,広角観察システム下ではなく,プリズムレンズを角膜上に留置して行う観察システム下で行った.後極部の視認性に問題はなかったが,ICL の特異な形状により周辺部の視認性は低下していた.ICL の光学部とエッジと水晶体それぞれの境界部分では硝子体カッター

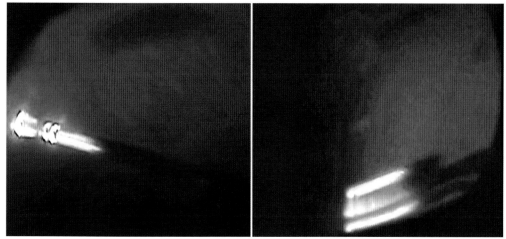

図 16. 硝子体手術の術中所見
ICL の光学部とエッジと水晶体それぞれの境界部分では硝子体カッターの先端が
多重に見えるなどの現象がみられた.

の先端が多重に見えるなどの現象がみられた(図
16). ICL と水晶体との接触を極力抑えるため, 強
膜の圧迫操作については慎重に行った.

術後経過:硝子体手術後約10年が経過したが再
剝離なく, ICL の状態および明らかな白内障の進
行を認めていない.

最終観察時視力:右眼 1.2(1.5), 左眼 1.2(1.5)

おわりに

ICL が認可されてから約10年が経過し, 2019
年の屈折矯正手術のガイドライン(第7版)では,
ICL 挿入術の適応基準が緩和された[9]. したがっ
て, 今後も症例数の増加が見込まれるため, 術後の
長期経過について理解しておくことが重要である.

文 献

1) Shimizu K, Kamiya K, Igarashi A, et al:Early
clinical outcomes of implantation of posterior
chamber phakic intraocular lens with a central
hole(Hole ICL)for moderate to high myopia. Br
J Ophthalmol, **96**:409-412, 2012.

2) Nakamura T, Isogai N, Kojima T, et al:Implant-
able collamer lens sizing method based on
swept-source anterior segment optical coher-
ence tomography. Am J Ophthalmol, **187**:99-
107, 2018.

3) Igarashi A, Shimizu K, Kato S, et al:Predictabil-
ity of the vault after posterior chamber phakic
intraocular lens implantation using anterior seg-
ment optical coherence tomography. J Cataract
Refract Surg, **45**:1099-1104, 2019.

4) Kamiya K, Shimizu K, Igarashi A, et al:Four-
year follow-up of implantable collamer lens
implantation for moderate to high myopia. Arch
Ophthalmol, **127**:845-850, 2009.

5) Igarashi A, Shimizu K, Kamiya K:Eight-year
follow-up of posterior chamber phakic intraocu-
lar lens implantation for moderate to high myo-
pia. Am J Ophthalmol, **157**:532-539, 2014.

6) Moya T, Javaloy J, Montés-Micó R, et al:
Implantable collamer lens for myopia:assess-
ment 12 years after implantation. J Refract
Surg, **31**:548-556, 2015.

7) Nakamura T, Isogai N, Kojima T, et al:Posterior
chamber phakic intraocular lens implantation
for the correction of myopia and myopic astig-
matism:A retrospective 10-year follow-up
study. Am J Ophthalmol, **206**:1-10, 2019.

8) Kamiya K, Shimizu K, Igarashi A, et al:Factors
influencing long-term regression after posterior
chamber phakic intraocular lens implantation
for moderate to high myopia. Am J Ophthalmol,
158:179-184, 2014.

9) 日本眼科学会屈折矯正委員会:屈折矯正手術のガ
イドライン(第7版). 日眼会誌, **123**:167-169, 2019.

10) 山村 陽, 稗田 牧, 木下 茂:後房型有水晶体
眼内レンズ挿入眼に生じた裂孔原性網膜剝離の1
例. 眼科手術, **24**:333-337, 2011.

MB OCULI. No. 85 : 76-85, 2020

特集／よくわかる屈折矯正手術

屈折矯正白内障手術と
フェムトセカンドレーザー

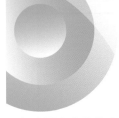

岡　義隆*

Key Words : 屈折矯正白内障手術(refractive cataract surgery)，フェムトセカンドレーザー白内障手術(femto-second laser assisted cataract surgery)

Abstract：屈折矯正白内障手術の考えは，決して突然生まれた新しい概念ではない．過去のさまざまな努力から生み出された白内障手術の精度と安全性の向上が可能にした，いわば白内障手術の正常進化であるといえる．実際に高精度な白内障手術(＝屈折矯正白内障手術)を行うためには，術前・術中・術後の3つに分けてその対策を考え実行することが重要である．その各段階でいかに精度を上げて，より良い手術結果を導き出すのかを，我々が臨床の現場で行っている方法や考えを交えながらわかりやすく解説した．また，フェムトセカンドレーザー白内障手術の実際についても，読者の参考になるように具体的に記載した．

はじめに

　従来，白内障手術は白内障を外科的に治療することを目的としていた．長年にわたる術式の改良や新デバイスの登場，検査機器の性能向上などにより，手術の精度と安全性がめざましく改善し，白内障手術の目的が進化しつつある．その流れの中で注目されている概念が，白内障手術を屈折矯正手術の1つとして捉えて実践するというものである．この考えは以前からあったものであるが，やっと実行できる環境が整ってきたため注目されたといえる．この「屈折矯正白内障手術」は，白内障手術の正常な進化の結果として理にかなったものである反面，術者サイドからすると白内障手術に必要な屈折矯正の知識や手術に至るまでのチェック項目の増加，眼内レンズ性能の相違に関する正確な知識，手術行程の煩雑化，そして設備投資の追加などさまざまな障壁があることが容易に予想され，なかなか踏み込みにくい領域である

* Yoshitaka OKA，〒820-0067　飯塚市川津364-2
　医療法人先進会，理事長

こともまた事実である．読者の方々の不安を軽減するため，本稿では屈折矯正白内障手術に取り組むために役に立つ知識，そしてフェムトセカンドレーザー白内障手術の実際をわかりやすく紹介したいと思う．

屈折矯正白内障手術とは

　屈折矯正白内障手術は，白内障手術の段階で，近視，遠視，乱視，そして可能であれば老視までを矯正して裸眼視力を改善させようとする手術である．この考えは以前からあったものであるが，実臨床で遠見近見両方の裸眼視力向上が大きなテーマになったのは，白内障手術自体の安全性が担保されてきたこと，検査機器の進化，そして多焦点眼内レンズの登場による眼科医と関連スタッフおよび患者の意識変化による社会的ニーズの増大によるところが大きい．

　屈折矯正白内障手術と従来の白内障手術は，混濁した水晶体を眼内から摘出し，眼内レンズを挿入し，屈折矯正をすることという工程自体には大きな変更点はない．しかし，各工程で求められる

表 1. 白内障術前に必要な問診内容

・単焦点希望か多焦点希望か
・先進医療保険加入の有無

＜単焦点レンズ＞
・遠方視希望か近方視希望か

＜多焦点レンズ＞
①運転の有無
②夜間運転の有無と頻度
③パソコン使用の有無と頻度(デスクトップパソコンかノートパソコンか)
④新聞，読書の有無と頻度
⑤趣味(ゴルフ，手芸，裁縫，楽器演奏，舞台鑑賞など)

何を優先させたいか？　患者の生活スタイルや趣味によって，優先順位を患者に決めてもらう．
　例)・夜間運転するので夜間ハローグレアを極力減らしたい
　　　・新聞，読書や手芸など近見距離を裸眼で見ることを優先したい
　　　・パソコン作業が多いので近中間距離がしっかり見えるようにしたい
　　　・楽器演奏をするので指揮者より楽譜が見えるようにしたい　など

表 2. 検査回数

	単焦点	多焦点
レフケラト	3回	3日9回
アンテリオン	1回	3回
OPD・TMS	なし	2回
レンズスター	1回	2回
IOLマスター	1回	2回
実用視力	なし	1回
シルマー・BUT	なし	1回
視　力	なし	1回

精度には大きな差があり，もはや「別物」と考えておいたほうが良いと思う．

　白内障手術に関連する工程は大きく術前・術中・術後の3つに分けられるが，「屈折矯正白内障手術」では，術前から術後まで，さらに高い精度が求められる点が特徴の1つといえる．そこで従来の白内障手術と屈折矯正白内障手術との術前・術中・術後の違いを以下に挙げる．

術　前

1．問　診

　屈折矯正白内障手術は，患者の望む裸眼視力の実現が目的である．患者の見え方に対するニーズを正確に把握することから手術は始まる．遠見希望で近見は眼鏡で良いのか，遠見近見とも眼鏡なしで生活したいのか，自動車の運転，特に夜間運転は？　などを詳しく聞き取ることが大事である．白内障手術前提での術前の問診で重視している内容を示す(表1)．この問診で患者の考えを聞くわけだが，例えば「遠くも近くもくっきり見えるようにしたい」や「夜間の光のにじみが一切出ないようにしてほしい」など，実現できない期待を持っていないか聞き出すことも大事である．この

時に，実現可能なことと不可能なことを十分に説明し理解させ，過剰な期待値をコントロールすることが重要である．

2．術前検査

　白内障手術前に必要な諸検査は多岐にわたる．これは屈折矯正白内障手術も同じである．違いはそれぞれの検査結果に求められる精度にある．通常，白内障手術時に必要な他覚的検査として，屈折検査を角膜曲率測定，眼軸長測定，角膜形状解析，角膜内皮細胞測定などを中心に行うことが一般的である．屈折矯正白内障手術では，これらの検査の精度を上げる必要があるので多種多回数の検査を実施する．例えば我々の施設では，すべての術前検査について，検査日や検者(ORT)を変えて複数回測定(表2)し，検査値の安定性を確認している．具体的に，角膜形状解析ではTMS-4(トーメーコーポレーション)や角膜形状屈折力解析装置OPD-ScanⅢ(ニデック)など以外に，高精度な前眼部OCTハイデルベルグ　アンテリオン(ハイデルベルグエンジニア　JFCセールスプラン)を用いて角膜後面乱視まで測定(図1)し，術後の残存乱視を予測している．眼軸長は，レンズスターLS900(ハーグストレイト　JFCセールスプラン)，IOLマスター(カールツァイスメディテック)，アンテリオンの3機種で測定し，検査結果にばらつきが出ていないか確認している．最近ではハイデルベルグアンテリオンのデータを優先して採用している．これらのデータとVerion image guide system(アルコン)で取得したデータと統合し，手術プランニングを行っている．

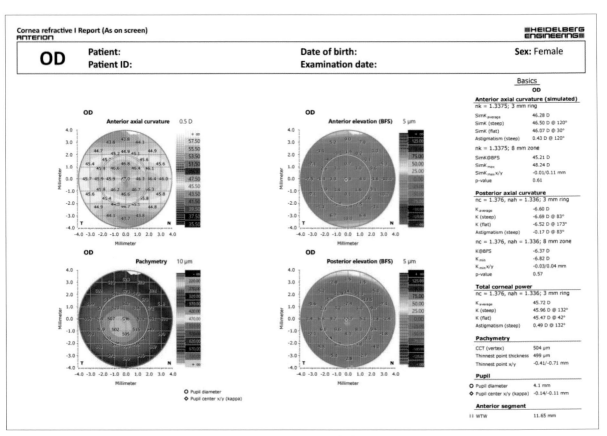

図 1. アンテリオン・角膜 app

術前プランに基づいた屈折矯正白内障手術を行うには，術前検査の精度と信頼性が肝であると言っても過言ではない．

このさまざまな術前検査の中で我々が特に有用な機器と思っているのが，前眼部 OCT アンテリオンと Verion である．概略のみにとどめるが，アンテリオンは眼軸長も測れる高精度前眼部 OCT（図 2）であり，これだけで白内障手術前検査のほとんどが完結することも可能な機器で，さまざまな IOL 度数計算（図 3）もできる非常に優れた計測器である．Verion は取得したデータを元に手術プランを組み，後述のフェムトセカンドレーザーとリンクさせることで最適化された切開プランを立案実行し，術後の結果を入力することで術者に合わせたデータに最適化できる機器である．これら最先端機器を使うことで，より精度の高い白内障手術，つまり屈折矯正白内障手術を行ううえで非常に有利になる．

3．眼内レンズ決定

高精度な術前検査を行う理由は，より適正な手術プランを立て適切な眼内レンズを選択するためである．術前の最も重要な作業が，眼内レンズの種類と度数の選定であることは言うまでもない．単焦点・多焦点どちらの眼内レンズであっても，乱視も含めた術後の屈折誤差を減らし，患者の希望する術後の生活スタイルに可能な限り配慮した裸眼視力の確保を目指すことになる．

レンズ度数については現在さまざまな計算式があるが，どの数式も基本的には眼軸長＋ケラト値（＋前房深度）で計算される．どの計算式を使用するかは術者の考えで決めて良い．通常，光学的眼軸長測定での眼軸長測定値については大きく変化することはあまりない（もちろん複数回検査を行って安定性を確認するのは当然である）．しかし，計算式に代入されるケラト値は測定条件によって大きく異なる場合がある．特に角膜瘢痕がある症例やもともと不正乱視がある，ドライアイ

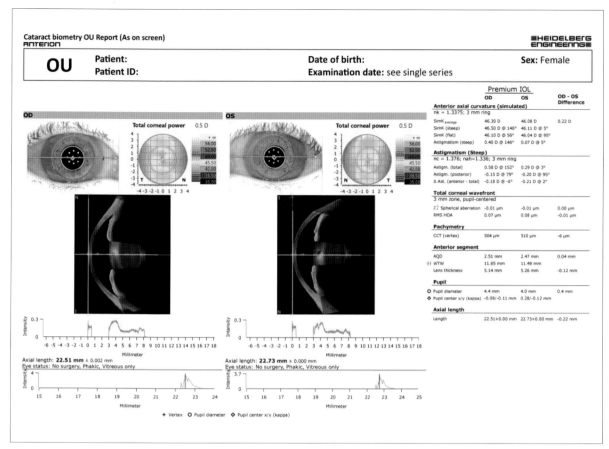

Cataract biometry OU Report (As on screen)
ANTERION

図 2. アンテリオン・白内障 app

が強い症例などでは推奨眼内レンズ度数が大きくばらつくことがある．このような場合に備えて，角膜形状測定装置やケラト値測定装置の各機種ごとの測定範囲や測定方法の違いを理解しておく必要がある．そのうえで患者の薄暮下・昼光下での瞳孔径および瞳孔位置と，角膜形状の特徴を照らし合わせて，どの眼内レンズ度数が適当であるかを判断（予測）するしかない．このような眼内レンズ度数決定に苦心する場合や術後屈折誤差が予測される場合は，後述する術中アベロメーターや術後のレーシックによるタッチアップ，補正用のaddon レンズ追加挿入などが必要となる可能性が高くなるので，事前に患者に説明しておくと良い．

また，左右眼に同じ種類の眼内レンズを挿入するのか，Mix & Match（blended vision）法で左右眼に光学的特性の違うレンズを意図的に挿入するのかなども決定する必要がある．参考までに我々の施設では，単焦点眼内レンズでは，モノビジョン法を希望する患者以外のすべての症例で左右同じ種類の眼内レンズを挿入しているが，多焦点眼内レンズの場合，2 重焦点・3 重焦点および屈折型・回折型いずれの場合でもほぼ全例 Mix & Match 法で行っている．その理由はいくつかあるが，最大の理由は，多焦点眼内レンズの最大の弱点であり，追加治療で改善させることも難しい「ハロー・グレア」の影響を極力抑えるためである．

乱視については，ある程度の強さ（我々は1.25 D 以上と規定している）の角膜乱視になると，トーリック眼内レンズでしか対応できない．トーリック眼内レンズは，眼内レンズの種類が限られること，矯正できる度数が大まかで範囲が狭いこと，術前検査や術中操作が煩雑になること，そして眼内レンズの回転による屈折異常が発生することなどの弱点があるが，非常に有用なツールであるので，屈折矯正白内障手術では積極的に使用したい．切開位置や切開方法，切開幅による術

Cataract spheric IOL calculation OU Report (As on screen)
ANTERION

HEIDELBERG ENGINEERING

OU	**Patient:** **Patient ID:**	**Date of birth:** **Examination date:** see single series	**Sex:** Female

OD

Eye status: No surgery, Phakic, Vitreous only

Target refraction: 0.00 D IOL database: keyuser

SRK/T
TEC1P
SRK/T: 119.300

IOL power	Residual refraction
23.00	-0.63
22.50	-0.31
22.00	**0.02**
21.50	0.34
21.00	0.65

SRK/T
TEC3P
SRK/T: 119.100

IOL power	Residual refraction
22.50	-0.49
22.00	-0.16
21.50	**0.16**
21.00	0.48
20.50	0.80

SRK/T
Clareon
SRK/T: 119.260

IOL power	Residual refraction
23.00	-0.67
22.50	-0.34
22.00	**-0.02**
21.50	0.30
21.00	0.62

SRK/T
MA60MA(+)
SRK/T: 126.600

IOL power	Residual refraction
5.00	10.21
4.00	**10.45**
3.00	10.68
2.00	10.91

OS

Eye status: No surgery, Phakic, Vitreous only

Target refraction: 0.00 D IOL database: keyuser

SRK/T
TEC1P
SRK/T: 119.300

IOL power	Residual refraction
22.50	-0.66
22.00	-0.34
21.50	**-0.02**
21.00	0.30
20.50	0.62

SRK/T
TEC3P
SRK/T: 119.100

IOL power	Residual refraction
22.00	-0.52
21.50	-0.19
21.00	**0.13**
20.50	0.45
20.00	0.77

SRK/T
Clareon
SRK/T: 119.260

IOL power	Residual refraction
22.50	-0.70
22.00	-0.37
21.50	**-0.05**
21.00	0.27
20.50	0.59

SRK/T
MA60MA(+)
SRK/T: 126.600

IOL power	Residual refraction
5.00	9.94
4.00	**10.18**
3.00	10.42
2.00	10.65

Premium IOL

	OD	OS	OD - OS Difference
Anterior axial curvature (simulated)			
nk = 1.3375; 3 mm ring			
$SimK_{average}$	46.30 D	46.08 D	0.22 D
SimK (steep)	46.50 D @ 146°	46.11 D @ 5°	
SimK (flat)	46.10 D @ 56°	46.04 D @ 95°	
Astigmatism (steep)	0.40 D @ 146°	0.07 D @ 5°	
Astigmatism (Steep)			
nc = 1.376; nah=1.336; 3 mm ring			
Astigm. (total)	0.58 D @ 152°	0.29 D @ 3°	
Astigm. (posterior)	-0.15 D @ 79°	-0.20 D @ 95°	
Δ Ast. (anterior - total)	-0.18 D @ -6°	-0.21 D @ 2°	
Total corneal wavefront			
3 mm zone, pupil-centered			
Z_4^0 Spherical aberration	-0.01 µm	-0.01 µm	0.00 µm
RMS HOA	0.07 µm	0.08 µm	-0.01 µm
Pachymetry			
CCT (vertex)	504 µm	510 µm	-6 µm
Anterior segment			
AQD	2.51 mm	2.47 mm	0.04 mm
WTW	11.65 mm	11.49 mm	
Lens thickness	5.14 mm	5.26 mm	-0.12 mm
Pupil			
Pupil diameter	4.4 mm	4.0 mm	0.4 mm
Pupil center x/y (kappa)	-0.09/-0.11 mm	0.28/-0.12 mm	
Axial length			
Length	22.51±0.00 mm	22.73±0.00 mm	-0.22 mm

図 3. アンテリオン・IOL 計算 app

者ごとの惹起乱視量や personal A 定数を把握しておくことも重要である.

術　中

屈折矯正白内障手術に必ずしもフェムトセカンドレーザーは必要ではない. 重要なのは, 術前に患者各々の眼に合わせた手術プランを立案し, それを手術で確実に実行することである.

まずは手術自体を成功させることが絶対条件であり, もし水晶体後嚢損傷などがあれば屈折矯正どころではなくなる.

1. 切開

切開位置については, トーリックレンズを除き全例強主経線切開を行っている. 良好な裸眼視力を得る目的で, 術後の乱視を少なくとも 0.75 D 以下に抑えたい. そのためにまず切開位置や切開幅を調整し, 術前乱視と手術による惹起乱視の関係を考慮して, 術後乱視を極力減らすことを目指す. 角膜切開で使用するナイフの切開幅は, 患者の術前乱視度数によって, 2.4 mm(弧状ブレード 2.8 mm)と 2.8 mm(弧状ブレード 3.2 mm)を分けて使用している.

2. 水晶体前嚢切開

理想的な水晶体前嚢切開(CCC)は, 正円で全周にわたり眼内レンズをカバーすることである. 最近では後述する Verion などを使用して, 顕微鏡視野内に術前の瞳孔中心を表示させながら, 同部を中心に CCC を行うなども行われており, より理想に近づきつつある.

3. 眼内レンズ固定

乱視用眼内レンズを嚢内固定する際, 軸合わせが大切である. Verion や ORA(後述)などを利用することでより安定した結果を得られることが期待できる. 術中に使用した粘弾性物質を十分に除去することや, 手術終了時の眼圧を上げすぎないことも乱視用眼内レンズの軸ずれ防止に有用である.

4. 術中アベロメーター

PEA にて水晶体を吸引除去後に, 術中アベロメーター ORA System(アルコン)を使用するこ

とで, リアルタイムで屈折情報を把握し, より最適な IOL 度数および固定位置が選択できるようになる. 特に多焦点眼内レンズや乱視用眼内レンズでは, わずかな誤差が見え方に影響を及ぼす可能性があり, 術前と術中のデータを比較検討することでより良い結果が得られることが期待されている.

ORA System の特長として

①IOL 挿入時でのさまざまな測定値を術中リアルタイムに表示:手術精度が向上し, より良好な術後結果が得られる.

②より最適な度数・IOL 固定位置を提案:術中に眼球全体の屈折度数を評価し, IOL 固定位置を 1° 単位で検証し提案表示する.

③手術によって生じる変数を最適化してフィードバック:世界中からフィードバックされたデータをもとに, 手術関連変数を最適化・アップデートし, IOL 定数・惹起乱視を検証し, 医師ごとにカスタマイズされた手術を提案する. などが挙げられる.

術　後

すべての手術工程が予定通り終了しても, 眼内レンズ手術で起こりうる共通の問題がある. それは屈折度数ずれである. 度数ずれについて, そもそもごく一部のオーダーメイド眼内レンズを除いて, 設定されている眼内レンズ度数が 0.5 D ごとの設定になっていることや, 生体測定でデータを出している以上, 基本的には度数に誤差が生じるのは当然のことと言うか, ある意味仕方のないことでもある. しかしながら, 裸眼視力に影響があり患者本人が裸眼視力改善を望む状態であれば, 仕方ないと放置したり, 眼鏡ばかりに頼るのではなく, エキシマレーザーを使ったタッチアップなどを考慮することが望ましい.

その他には, ドライアイが視力に与える影響も無視できない. 自験例ではあるが, 多焦点眼内レンズ手術後に見え方への不満を訴える患者のうち約 40%がドライアイが原因であった. ドライアイ

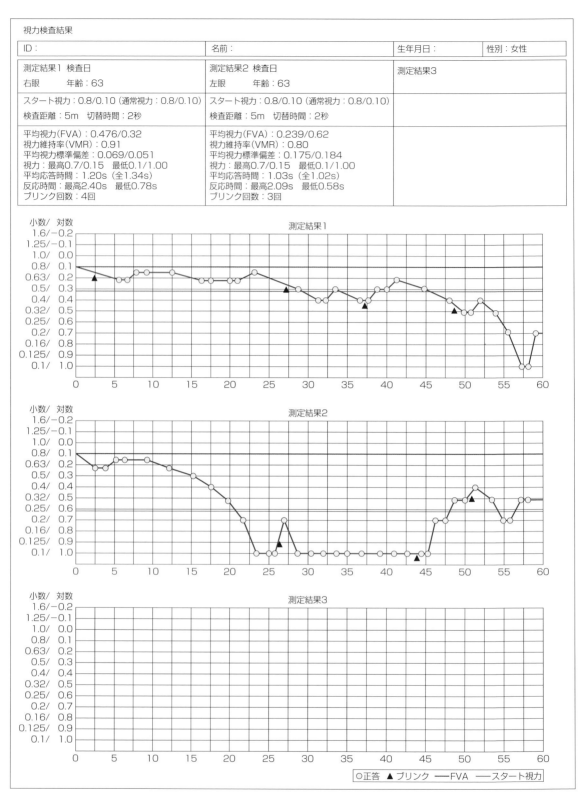

図 4. 実用視力（ドライアイ眼）

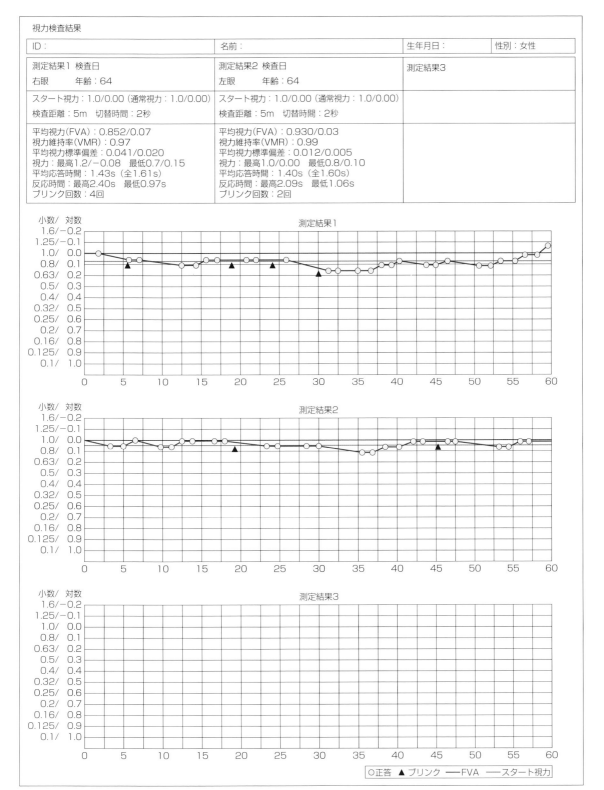

視力検査結果

| ID： | | 名前： | | 生年月日： | | 性別：女性 |

測定結果1 検査日
右眼　　年齢：64

スタート視力：1.0/0.00（通常視力：1.0/0.00）
検査距離：5m　切替時間：2秒

平均視力（FVA）：0.852/0.07
視力維持率（VMR）：0.97
平均視力標準偏差：0.041/0.020
視力：最高1.2/−0.08　最低0.7/0.15
平均応答時間：1.43s（全1.61s）
反応時間：最高2.40s　最低0.97s
ブリンク回数：4回

測定結果2 検査日
左眼　　年齢：64

スタート視力：1.0/0.00（通常視力：1.0/0.00）
検査距離：5m　切替時間：2秒

平均視力（FVA）：0.930/0.03
視力維持率（VMR）：0.99
平均視力標準偏差：0.012/0.005
視力：最高1.0/0.00　最低0.8/0.10
平均応答時間：1.40s（全1.60s）
反応時間：最高2.09s　最低1.06s
ブリンク回数：2回

測定結果3

○正答　▲ブリンク　──FVA　──スタート視力

図 5. 実用視力（正常眼）

表 3. FLACS 手順

①点眼麻酔
②イソジン消毒
③岡式フェムト用開瞼器で開瞼する
④Verion image guide system を起動し，前眼部写真を撮影
⑤PI(patient interface)を装着
⑥ドッキング
⑦Verion image guide system にて，術前に測定した視軸中心に CCC，核分割照射位置プランを作成
⑧Verion image guide system にて，仰臥位時の眼球の回旋を補正し，術前座位で測定した角膜強主経線上に角膜切開プランを作成
⑧OCT にて CCC，核分割照射範囲，角膜切開位置を設定する
⑨照射開始
⑩ドッキングを外し，フェムトセカンドレーザー終了

内眼手術室へ移動
①点眼麻酔
②イソジン消毒
③角膜切開創をスパーテルで剝離
④前房内へ粘弾性物質を注入
⑤稲村式前嚢鑷子にて前嚢切除
⑥Hydrodissection
⑦水晶体吸引
⑧IOL を in the bag に挿入
⑨I/A にて粘弾性を吸引した後，Verion image guide system を起動し，乱視軸を合わせ，手術終了

が視力に及ぼす影響の度合いは，特殊視力検査装置 AS-28(コーワ)を用いて実用視力として測定が可能であり，実臨床ではとても有用な検査である．実用視力が低下している症例(図4)では，ドライアイ治療により実用視力が改善(図5)し不満が軽減する可能性があり，これも積極的に導入すると良い．

デジタル化された屈折矯正白内障手術へ

さらなる手術精度の向上を目指すためには，手術自体のデジタル化やデータの一括管理，そして手術結果のフィードバックも含めた統合された手術システムの構築が不可欠である．Verion image guide system に代表されるデジタル白内障手術へのアプローチは，今後一般化していくと考えられる．

手術のデジタル化で主役をなすのがフェムトセカンドレーザーである．フェムトセカンドレーザーは，白内障手術工程で行う切開(角膜切開，水晶体嚢前嚢切開，水晶体核分割，角膜減張切開)を行う装置である．術前検査で得られた各デジタルデータをもとに手術計画を立て，その計画通りに手術を行うためには，手術計画書データを手術機器にダイレクトに入力させ，手術に反映させる必要がある．

我々のフェムトセカンドレーザーを使用した水晶体再建術(femto second laser assisted cataract surgery：FLACS)の手順を示す(表3)．FLACS の利点はデジタル技術を応用した精確性の向上のみでない．チン小帯脆弱症例や角膜内皮減少症例そして成熟白内障など，従来であれば手術自体の完遂も危惧されるハイリスク症例に対しても効果を発揮する．今後経済的な問題が解決され，より精密でより安全性の高い手術の普及が望まれる．

最後に

白内障手術時に屈折異常も減らすための積極的な取り組みは以前からあった．そのためのデバイスが揃いつつあるのが現状である．実際にはまだ発展途上である屈折矯正白内障手術の概念と技術革新を今後も継続していくことが，患者を守り眼科医療を守ることに繋がるはずである．主にコストと必要性に関する意識差の問題から普及が遅れがちの屈折矯正白内障手術が，広く正しく認知され，臨床の現場で生かされることを心から願うばかりである．

文　献

1) Nagy Z, Takacs A, Filkorn T, et al：initial clinical evaluation of an intraocular femtosecond laser in cataract surgery. J Refract Surg, **25**：1053-1060, 2009.

2) Reddy KP, Kandulla J, Auffarth GU：Effectiveness and safety of femtosecond laser-assisted lens fragmentation and anterior capsulotomy versus the manual technique in cataract surgery. J Cataract Refract Surg, **39**：1297-1306, 2013.
   Summary　FLACS と通常白内障治療の有効性と安全性を比較．FLACS のほうが有利であった．

3）Kránitz K, Takacs A, Miháltz K, et al：Femtosecond laser capsulotomy and manual continuous curvilinear capsulorrhexis parameters and their effects on intraocular lens centration. J Refract Surg, **27**(8)：558-563, 2011.

4）Kránitz K, Miháltz K, Sándor GL, et al：Intraocular lens tilt and decentration measured by Scheimpfl ug camera following manual or femtosecond laser-created continuous circular capsulotomy. J Refract Surg, **28**(4)：259-263, 2012.

5）Al-Mohtaseb Z, He X, Yesilirmak N, et al：Comparison of Corneal Endothelial Cell Loss Between Two Femtosecond Laser Platforms and Standard Phacoemulsification. J Refract Surg, **33**(10)：708-712, 2017.

6）繪野亜矢子：難治症例に対するFLACS. IOL & RS, **32**(3)：2018.
Summary 難症例に対するFLACSの有用性と問題点を記載.

7）Dryjski O, Awidi A, Daoud YJ：Femtosecond laser-assisted cataract surgery in patients with zonular Weakness. Am J Ophthalmol Case Rep, 2019.

8）Conrad-Hengerer I, Hengerer FH, Joachim SC, et al：Femtosecond laser-assisted cataract surgery in intumescent white cataracts. J Cataract Refract Surg, **40**(1)：44-50, 2014.

9）Asena BS, Kaskaloglu M：Comparison of the efficacy and safety of femtosecond laser capsulotomy between mature and non-mature cataracts. Lasers Surg Med, **48**：590-595, 2016.

10）Hatch KM, Woodcock EC, Talamo JH：Intraocular lens power selection and positioning with and without intraoperative aberrometry. J Refract Surg, **31**(4)：237-242, 2015.

11）Woodcock MG, Lehmann R, Cionni RJ, et al：Intraoperative aberrometry versus standard preoperative biometry and a toric IOL calculator for bilateral toric IOL implantation with a femtosecond laser：One-month results. J Cataract Refract Surg, **42**：817-825, 2016.

12）Ianchulev T, Hoffer KJ, Yoo SH, et al：Intraoperative refractive biometry for predicting intraocular lens power calculation after prior myopic refractive surgery. Ophthalmology, **121**(1)：56-60, 2014.
Summary LASIK後の白内障手術時のORAの有効性を評価.

13）谷口紗織，ビッセン宮島弘子：Toric眼内レンズ挿入におけるマーキングを必要としない術中ガイドシステム．あたらしい眼科，**32**(9)：1267-1272, 2015.

14）Elhofi AH, Helaly HA：Comparison Between Digital and Manual Marking for Toric Intraocular Lenses.：A Randomize Trial. Medicine, **94**(38)：e1618, 2015.

15）Slade S, Lame S, Solomon K：Clinical Outcomes Using a Novel Image-Guided Planning System in Patients With Cataract and IOL Implantation. J Refract Surg, **34**(12)：824-831, 2018.

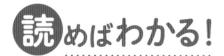
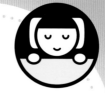
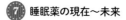
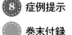
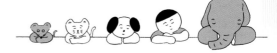
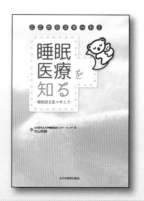
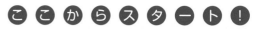

MB OCULI. No. 85：87−93, 2020

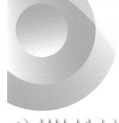

特集／よくわかる屈折矯正手術

円錐角膜の外科的治療

OCULISTA

加藤直子*

Key Words： 円錐角膜(keratoconus), 有水晶体眼内レンズ(phakic intraocular lens), implantable collamer lens：ICL, 角膜内リング(intracorneal ring segments), 角膜クロスリンキング(corneal crosslinking)

Abstract：円錐角膜の診断は，角膜形状解析検査を行えば容易である．円錐角膜眼への屈折矯正手術は，角膜を切削するタイプの LASIK や PRK は禁忌である．円錐角膜眼をみた場合は，進行しているかどうかをまず考え，進行している場合には角膜クロスリンキングを行って進行を停止させる．その後は，眼鏡矯正視力が良い場合には，有水晶体眼内レンズで裸眼視力を改善させることができる．角膜内リングの屈折矯正効果は比較的弱く，予測性も低いため，視力改善を期待するのではなく角膜の対称性を改善させる目的で用いるのが良い．白内障が生じた症例には，白内障手術を行う．角膜移植は，これらの手段で視力矯正が不可能な重症例にのみ行う．

はじめに

　屈折矯正手術の外来で，円錐角膜症例をみることは多い．あえて屈折矯正手術を受けようと考える患者は，眼鏡・コンタクトレンズといった従来の屈折矯正法に満足していないことが多く，その中に円錐角膜症例が多く含まれるのはある意味自然なことである．

　円錐角膜の罹患頻度は，従来450〜2,000人に1人とされていたが，近年の角膜形状解析検査装置の発達により，より高い頻度である可能性が示唆されるようになった．特に，屈折矯正手術を行っている施設では，円錐角膜患者の割合は来院者の3〜5％にも上るともいわれている．

　円錐角膜症例には，laser *in situ* keratomileusis（LASIK）や photorefractive keratectomy（PRK）などの角膜を切削するタイプの屈折矯正手術は禁忌である．そのため，円錐角膜症例や円錐角膜が

疑われる症例では，違うタイプの屈折矯正手術が必要である．

円錐角膜を検出すること

　円錐角膜眼に LASIK や PRK のような角膜屈折矯正手術を行うと，数か月〜数年後に角膜拡張症（医原性円錐角膜）を発症し，術前より悪い状態になる可能性がある．したがって，少しでも疑いのある症例には，手術を行わないのが賢明である．

　術前検査で円錐角膜を検出することは，角膜形状解析検査を行えば難しくはない．近年の角膜形状解析検査装置は，そのほとんどが円錐角膜をスクリーニングするためのプログラムを搭載しており，検出は容易である(図1)．

　また，たとえスクリーニング検査が陰性であったとしても，年齢が若い，角膜厚が薄い，などの症例に対しては，慎重な対応が必要と考えられる．Randleman らは，角膜拡張症の危険因子を提唱している（表1）[1]．角膜屈折矯正手術の前にこのスコアの総計が4点以上になるものは，手術を行

* Naoko KATO, 〒107-0061　東京都港区北青山3-3-11ルネ青山ビル4階　南青山アイクリニック東京

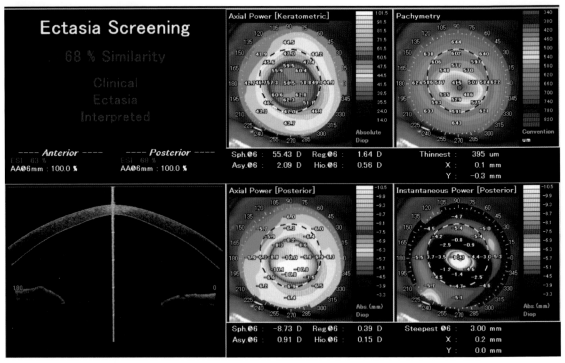

図 1. 角膜形状解析検査装置に搭載された円錐角膜スクリーニングプログラムの一例
ほとんどの角膜形状解析装置には円錐角膜のスクリーニングプログラムが搭載されている.
少しでも陽性に出た場合には, 円錐角膜の可能性があると考えたほうが良い.

表 1. 角膜拡張症の危険因子(文献1より)

	4	3	2	1	0
角膜形状検査(μm)	FFK	下方急峻・経線の歪み		非対称	正常
残余角膜床厚(μm)	240 未満	240〜259	260〜279	280〜299	300 以上
年齢(歳)		18〜21	22〜25	26〜29	30 以上
角膜厚(μm)	450 未満	450〜480	481〜510		510 以上
等価球面度数(D)	14.00 以上	−12.00〜−14.00	−10.00〜−12.00	−8.00〜−10.00	−8.00 以下

FFK : forme fruste keratoconus

わないか. あるいは角膜を切削しないタイプの手術を勧めるのが良いとされている.

この Randleman の危険因子の条件は, 従来の屈折矯正手術医にとっては, 若干厳しすぎる印象を与えることもある. しかし, 実際に術前に全く円錐角膜の徴候がなかったにもかかわらず, 術後数年して角膜拡張症を発症した症例の術前検査データを見てみると, このスコアが高得点だったということもある(図2). 円錐角膜は20代半ば以降に発症することもあるので, 20代前半などの若い症例については, 慎重を期するほうが良いと思われる.

円錐角膜眼に対する屈折矯正手術(表2)

1. 有水晶体眼内レンズ

有水晶体眼内レンズには, 前房型のものと後房型のものがある(図3)が, 近年では後房型の implantable collamer lens(ICL)が主流になりつつある. ICL については, 本誌別稿で詳述されている. 手術手技や術後観察での注意事項は, 円錐角膜眼の場合でも, 通常の屈折矯正手術の場合と同様である. 手術の翌日から屈折矯正効果が得られ, 円錐角膜が進行したり, 白内障などの他の疾患が生じない限り効果は永続する[2)3)].

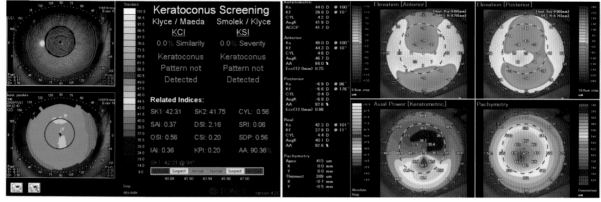

a | b

図 2. LASIK 術後 5 年で角膜拡張症を発症した症例

25 歳の時, 両眼に LASIK を受けた. 術前の円錐角膜スクリーニングプログラムの診断は陰性で円錐角膜の徴候はみられなかった(a). しかし, 術前の右眼の角膜厚は 476 μm であり, 矯正量は −5.25 D, 残余角膜床厚は 290 μm であった. この時点で, 角膜拡張症の危険因子は 6 点であった. 術 5 年後に角膜拡張症を発症した(b).

表 2. 円錐角膜眼への屈折矯正手術

	適 応	特 徴	保険適用
有水晶体眼内レンズ	円錐角膜の進行が停止していること 眼鏡矯正視力が良好なこと(軽度の円錐角膜が対象)	前房型と後房型(ICL)がある 角膜の高次不正乱視は改善しない	無
角膜内リング	進行が停止していること リング挿入部の角膜厚 400 μm 以上 角膜屈折力 60 D 以下	角膜形状を若干改善させる 屈折矯正の予測性が低い	無
白内障手術	原則として白内障が始まっている症例	眼内レンズ計算が難しい 場合によっては術後にコンタクトレンズで矯正することを前提で行う	有
角膜移植	重度の円錐角膜 ハードコンタクトレンズ矯正が不可能なもの	角膜移植を行う疾患の中では, 予後は非常に良い 術後長期にわたる点眼加療, 経過観察が必要	有

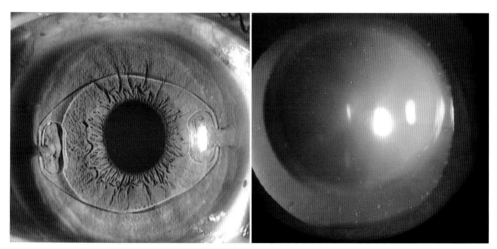

a | b

図 3. 有水晶体眼内レンズ
a : 前房型(虹彩把持型)レンズ
b : 後房型レンズ(implantable collamer lens)

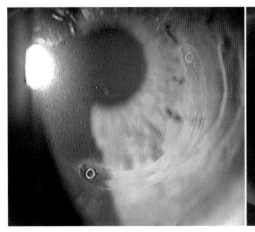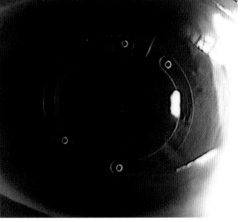

図 4. 円錐角膜眼に対する角膜内リング移植例　　　　a｜b
a：角膜内リングを 1 本移植した例
b：角膜内リングを 2 本移植した例

　ただし，ICL は角膜を触らず，角膜形状に変化を及ぼさない．そのため，通常の球面成分と円柱成分については矯正が可能であるが，不正乱視成分に対する矯正は不可能である．また，手術を行った後で円錐角膜が進行し，屈折異常が増加した場合には，術後屈折度数が変化することになる．したがって，円錐角膜眼への有水晶体眼内レンズを計画する際には，まず円錐角膜の進行がすでに止まっていること，また眼鏡矯正視力が良好であることが求められる．

　また，術後も不正乱視成分は改善されないために，例えば，光が斜めに流れて見える，ものが何重にも重なって見える，などの自覚症状は改善しない．

2．角膜内リング

　角膜内リングは，軽度の近視性乱視の矯正のために開発された屈折矯正器具である．PMMA などの素材の半弧状のリングを 2 本，周辺部角膜実質深層に埋め込むことで，角膜中央部の曲率半径を平坦化させる治療である．LASIK や PRK に精度の部分で及ばず，あまり用いられなくなったが，その後，円錐角膜への屈折矯正器具として普及した．軽度近視性乱視の矯正用の角膜内リングは，内径が 7 mm 程度の大きさのものが主流であったが，円錐角膜用の角膜内リングは光学部径が 5〜6 mm と小さいものが多い．光学部径を小さくすることにより，矯正効果を大きくすると

いう狙いがある．一般的には，リングを挿入する中間周辺部の角膜厚が 400 μm 以上はあることが必要条件である．また，角膜屈折力が 60 D を超えるような重度の円錐角膜は適応外である．近年ではフェムトセカンドレーザーを用いてトンネルを作製し，リングを挿入している施設が多い．

　円錐角膜への角膜内リングは，角膜形状に合わせてリングを斜めに挿入したり，1 本だけ挿入したりするケースが多い（図 4）．角膜の非対称性を部分的に改善する効果が期待できる（図 5）．しかし，実際の矯正効果は予測性が低い．また，中等度以上の近視，円柱乱視の矯正も難しく，中等度以上になると視力を向上させる効果がほとんど得られない症例もある．術前に改善が期待できる症例と期待できない症例を見分けるのも難しい．したがって，角膜内リングは角膜の対称性を多少改善し，コンタクトレンズの装用感を良くするなどの補助的な目的で行うのが無難である．

　角膜内リングは円錐角膜の進行を停止させることはできない．したがって，角膜内リング移植後に円錐角膜が進行した場合には矯正効果が減弱する可能性が考えられる．角膜内リングは進行がすでに停止している症例に行うのが良い．

3．白内障手術

　円錐角膜症例が中年以上の年齢になり，白内障が始まった場合には，屈折矯正手術を兼ねて白内障手術を行うという選択肢も考えられる．術式は

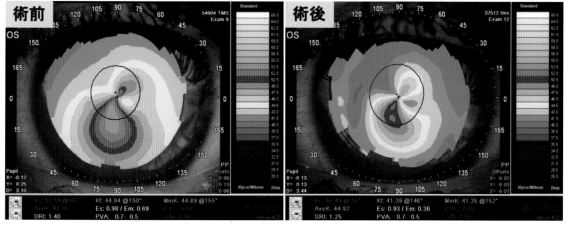

a|b 　図 5. 角膜内リング挿入前後の角膜形状
　　術前(a)には,角膜中央部からやや下方にかけて典型的な突出がみられるが,角膜内リングの移植後
　　(b)には,突出部の範囲が狭くなり角膜形状が部分的に改善している.

通常の白内障手術と同様である.注意が必要なのは,眼内レンズの度数決定であろう.通常の光学式生体計測装置での度数決定を行うと,場合によっては大きく度数ずれを生じることがある.

円錐角膜症例に白内障手術を行う際の眼内レンズ度数計算については,さまざまな方法が推奨されている.しかし,角膜形状を参照し,多少のズレが生じる可能性を考慮したうえでの度数決定を行うのが現実的であろう.

症例によって,術後もハードコンタクトレンズを装用できる症例と装用できない症例があるため,トーリックレンズを使用するかどうかについても,そのあたりを術前によく話し合っておくのが良いと思われる.なお,円錐角膜症例への多焦点眼内レンズは,角膜の収差がもとより非常に大きいこともあり,推奨しない.

上記1.～3.のいずれの方法を行う場合でも,ハードコンタクトレンズを装用中の症例については,ハードコンタクトレンズの装用を3～4週間は中止し,warpage の影響を除いて自然な角膜形状にしてから評価を行う必要がある.

4.角膜移植

角膜移植は円錐角膜眼への屈折矯正治療の中で唯一の根治的治療法である.円錐角膜眼への角膜移植には,全層角膜移植と深層層状角膜移植が選択できるが,拒絶反応の頻度や術後の角膜の脆弱性の面で考えると,深層層状角膜移植ができる症例ではそのほうが有利であると思われる.しかし,円錐角膜眼では,角膜中央部の実質とデスメ膜が菲薄化していることもあり,深層層状角膜移植の手術手技が難しいことが多い.手術中に全層角膜移植に術式変更になるリスクについても知っておく必要がある.また,すでに角膜急性水腫を発症した既往のある症例では,デスメ膜を露出することが難しく,全層角膜移植をせざるを得ない場合がほとんどである.

全層角膜移植を行った場合でも,円錐角膜は他の疾患に比べて移植後の予後が際立って良いことが知られている[4].したがって,円錐角膜があまりにも重度になり,事実上ハードコンタクトレンズの装用が不可能な症例などには,角膜移植を行うのは一計である.

しかし,角膜移植の予後は,全層角膜移植で拒絶反応の発症率は約20%,その他にも感染,打撲による創離開などさまざまな合併症がある.角膜移植が必要な段階まで円錐角膜を進行させないことに力を注いでいきたいものである.

角膜クロスリンキング

前項で述べた屈折矯正手術は,角膜移植以外はすべて円錐角膜の進行が停止していることが前提である.屈折矯正手術を行っても,その後に円錐角膜が進行し,屈折度数が増えてしまったのでは意味がない.

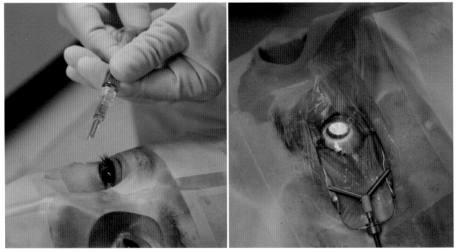

図 6. 角膜クロスリンキング   a|b
角膜にリボフラビンを点眼(a)し，その後，長波長紫外線を照射する(b).

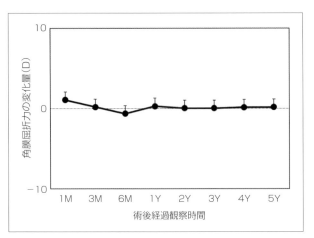

図 7. 角膜クロスリンキング後の角膜屈折力の変化
（術前からの差分を表示）（文献 7 より改変）
角膜クロスリンキング 1 か月後に若干の急峻化がみられるものの，その後，角膜形状は安定し，角膜屈折力は術後 5 年間安定して推移し，円錐角膜の進行が抑制されていることがわかる.

一般的に円錐角膜は 10〜20 歳代前半で進行し，30 歳を過ぎると進行速度が緩やかになってくる. 過去の視力矯正や角膜形状解析検査のデータを参照し，進行が止まったことを確認してから行うことが望ましい. ただし，ペルーシド辺縁角膜変性症や角膜拡張症の場合には，30 歳以降も明らかな進行を呈する症例が多く，年齢だけをみて，進行の可能性を判断するのは早計である.

現在進行していると考えられる円錐角膜眼に対しては，角膜クロスリンキングを行い，進行を停止させる必要がある. 角膜クロスリンキングは，現在円錐角膜の進行を停止させることについて唯一科学的なエビデンスのある治療法である. リボフラビンを角膜実質に点眼し長波長紫外線を照射する(図 6)ことで光線力学的な反応を利用して角膜実質の剛性を上げる治療法である[5]. 手術手技は簡便で合併症も少ない. 円錐角膜の進行を停止させるという意味での有効率は，術後 1 年間で 90％以上である[6]. また，長期的な安定性も確認されている[7]（図 7）.

角膜クロスリンキングは，海外ではすでに円錐角膜の標準治療として認められているが，国内では厚生労働省の承認が得られていないこともあり，諸外国に比べると日本では著しく普及が遅れている. しかし，円錐角膜を軽症のうちに停止させることは，患者に屈折矯正法の選択肢を複数残すことになり，クオリティオブライフを高めるために非常に価値がある(図 8).

上記の屈折矯正手術を行った後でも，万一，円錐角膜の進行がみられるようであれば，迷わず早めに角膜クロスリンキングを行うことを推奨する.

おわりに

円錐角膜眼に対する屈折矯正手術は，円錐角膜が軽度であれば有水晶体眼内レンズ，角膜内リングの他，白内障手術なども含まれ複数の選択肢の中から選ぶことができる. 一方，円錐角膜が重症になってしまうと，角膜移植以外の屈折矯正方法

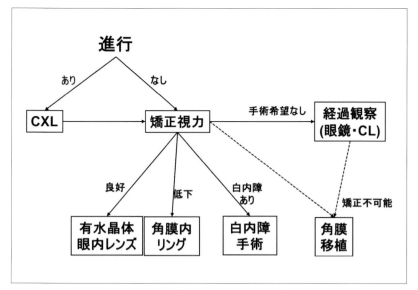

図 8. 円錐角膜眼への屈折矯正手術
円錐角膜眼に屈折矯正手術を考える場合, その症例の円錐角膜が進行しているのかしていないのかを考える. 進行していると考えられる場合には, 角膜クロスリンキング(CXL)を行って進行を停止させるのが先決である. その後, 手術を希望する症例には, 軽症であれば有水晶体眼内レンズが可能である. 視力が低下し始めた症例で, コンタクトレンズ装用に問題がある場合には角膜内リングで角膜の対称性を改善することができる. 白内障が生じている症例に対しては, 白内障手術を行うという選択肢もある. これらの方法で視力矯正が困難な症例に初めて角膜移植を考える.

はどれも用いることができなくなってしまう. なるべく早いうちに角膜クロスリンキングで進行を止めることが円錐角膜眼への屈折矯正手術の第一歩であると考えられる.

文 献

1) Randleman JB, Trattler WB, Stulting RD：Validation of the Ectasia Risk Score System for preoperative laser in situ keratomileusis screening. Am J Ophthalmol, **145**(5)：813-818, 2008.

2) Kato N, Toda I, Hori-Komai Y, et al：Phakic intraocular lens for keratoconus. Ophthalmology, **118**(3)：605-605, 2011.

3) Kamiya K, Shimizu K, Kobashi H, et al：Three-year follow-up of posterior chamber toric phakic intraocular lens implantation for the correction of high myopic astigmatism in eyes with keratoconus. Br J Ophthalmol, **99**(2)：177-183, 2015.

4) Shimazaki J, Ishii N, Shinzawa M, et al：How Much Progress Has Been Made in Corneal Transplantation? Cornea, **34**(Suppl 11)：S105-S111, 2015.

5) Wollensak G, Spoerl E, Seiler T：Riboflavin/ultraviolet-a-induced collagen crosslinking for the treatment of keratoconus. Am J Ophthalmol, **135**(5)：620-627, 2003.
   Summary 世界で初めてヒトの円錐角膜眼への角膜クロスリンキングを施行し, その結果を報告した文献.

6) Kato N, Konomi K, Shinzawa M, et al：Corneal crosslinking for keratoconus in Japanese populations：one year outcomes and a comparison between conventional and accelerated procedures. Jpn J Ophthalmol, **62**(5)：560-567, 2018.
   Summary 日本人の円錐角膜眼に対する角膜クロスリンキングの成績を報告した文献.

7) Kato N, Negishi K, Sakai C, et al：Five-year outcomes of corneal crosslinking for keratoconus：Comparison between conventional and accelerated procedures. Cornea, in press.

FAX による注文・住所変更届け

改定：2015 年 1 月

　毎度ご購読いただきましてありがとうございます．

　読者の皆様方に小社の本をより確実にお届けさせていただくために，FAX でのご注文・住所変更届けを受けつけております．この機会に是非ご利用ください．

◇ご利用方法

　FAX 専用注文書・住所変更届けは，そのまま切り離して FAX 用紙としてご利用ください．また，注文の場合手続き終了後，ご購入商品と郵便振替用紙を同封してお送りいたします．**代金が 5,000 円をこえる場合，代金引換便とさせて頂きます．**その他，申し込み・変更届けの方法は電話，郵便はがきも同様です．

◇代金引換について

　本の代金が 5,000 円をこえる場合，代金引換とさせて頂きます．配達員が商品をお届けした際に，現金またはクレジットカード・デビットカードにて代金を配達員にお支払い下さい(本の代金＋消費税＋送料)．(※年間定期購読と同時に 5,000 円をこえるご注文を頂いた場合は代金引換とはなりません．郵便振替用紙を同封して発送いたします．代金後払いという形になります．送料は定期購読を含むご注文の場合は頂きません)

◇年間定期購読のお申し込みについて

　年間定期購読は，1 年分を前金で頂いておりますため，代金引換とはなりません．郵便振替用紙を本と同封または別送いたします．送料無料，また何月号からでもお申込み頂けます．

　毎年末，次年度定期購読のご案内をお送りいたしますので，定期購読更新のお手間が非常に少なく済みます．

◇住所変更届けについて

　年間購読をお申し込みされております方は，その期間中お届け先が変更します際，必ずご連絡下さいますようよろしくお願い致します．

◇取消，変更について

　取消，変更につきましては，お早めに FAX，お電話でお知らせ下さい．

　返品は，原則として受けつけておりませんが，返品の場合の郵送料はお客様負担とさせていただきます．その際は必ず小社へご連絡ください．

◇ご送本について

　ご送本につきましては，ご注文がありましてから約 1 週間前後とみていただきたいと思います．お急ぎの方は，ご注文の際にその旨をご記入ください．至急送らせていただきます．2～3 日でお手元に届くように手配いたします．

◇個人情報の利用目的

　お客様から収集させていただいた個人情報，ご注文情報は本サービスを提供する目的(本の発送，ご注文内容の確認，問い合わせに対しての回答等)以外には利用することはございません．

　その他，ご不明な点は小社までご連絡ください．

株式会社　全日本病院出版会

〒113-0033 東京都文京区本郷 3-16-4-7 F
電話 03(5689)5989　FAX03(5689)8030　郵便振替口座 00160-9-58753

FAX 専用注文書

年　月　日

○印	MB　OCULISTA 5周年記念書籍	定価(税込10%)	冊数
	すぐに役立つ眼科日常診療のポイント—私はこうしている—	10,450 円	

（本書籍は定期購読には含まれておりません）

○印	MB　OCULISTA	定価(税込10%)	冊数
	2020 年 1 月～12 月定期購読（No. 82～93：計 12 冊）（送料弊社負担）	41,800 円	
	No. 84　眼科鑑別診断の勘どころ　増大号	5,500 円	
	No. 83　知らずにすまない神経眼科疾患！	3,300 円	
	No. 82　眼科手術の適応を考える	3,300 円	
	No. 81　おさえておきたい新しい前眼部検査	3,300 円	
	No. 80　令和の白内障手術	3,300 円	
	No. 79　眼科医のための皮膚疾患アトラス	3,300 円	
	No. 78　眼瞼形成手術—形成外科医の大技・小技—	3,300 円	
	No. 72　Brush up 眼感染症—診断と治療の温故知新—　増大号	5,500 円	
	No. 60　進化する OCT 活用術—基礎から最新まで—　増大号	5,500 円	
	No. 48　眼科における薬物療法パーフェクトガイド　増大号	5,500 円	
	その他号数（号数と冊数をご記入ください） No.		

○印	書籍・雑誌名	定価(税込10%)	冊数
	読めばわかる！臨床不眠治療—睡眠専門医が伝授する不眠の知識	3,300 円	
	ここからスタート！　睡眠医療を知る—睡眠認定医の考え方—	4,950 円	
	ここからスタート！眼形成手術の基本手技	8,250 円	
	超アトラス 眼瞼手術—眼科・形成外科の考えるポイント—	10,780 円	
	PEPARS No. 87 眼瞼の美容外科 手術手技アトラス　増大号	5,500 円	
	PEPARS No. 147 美容医療の安全管理とトラブルシューティング　増大号	5,720 円	

お名前	フリガナ　　　　　　　　　　　　　　　　　　　　㊞	診療科
ご送付先	〒　　－　　　　　　　　　　　　　　　　　　　　　　　□自宅　□お勤め先	
電話番号		□自宅　　□お勤め先

雑誌・書籍の申し込み合計
5,000 円以上のご注文
は代金引換発送になります

—お問い合わせ先—
㈱全日本病院出版会営業部
電話　03(5689)5989

FAX　03(5689)8030

年　　月　　日

住 所 変 更 届 け

お 名 前	フリガナ	
お客様番号		毎回お送りしています封筒のお名前の右上に印字されております 8 ケタの番号をご記入下さい。
新お届け先	〒　　　　　　都　道 　　　　　　　府　県	
新電話番号	（　　　　　）	
変更日付	年　　月　　日より	月号より
旧お届け先	〒	

※ 年間購読を注文されております雑誌・書籍名に✓を付けて下さい。
- ☐ Monthly Book Orthopaedics （月刊誌）
- ☐ Monthly Book Derma. （月刊誌）
- ☐ 整形外科最小侵襲手術ジャーナル （季刊誌）
- ☐ Monthly Book Medical Rehabilitation （月刊誌）
- ☐ Monthly Book ENTONI （月刊誌）
- ☐ PEPARS （月刊誌）
- ☐ Monthly Book OCULISTA （月刊誌）

FAX 03-5689-8030

全日本病院出版会行

Monthly Book OCULISTA バックナンバー一覧

2020.3. 現在

通常号 3,000 円＋税　　増大号 5,000 円＋税

No. 9 以前のバックナンバー，各目次等の詳しい内容はホームページ(www.zenniti.com)をご覧ください．

| 編集主幹：村上　晶　順天堂大学教授 | No. 85　編集企画： |
| 高橋　浩　日本医科大学教授 | 稗田　牧　京都府立医科大学学内講師 |

Monthly Book OCULISTA　No. 85

2020 年 4 月 15 日発行（毎月 15 日発行）
定価は表紙に表示してあります．
Printed in Japan

発行者　　末　定　広　光
発行所　　株式会社　全日本病院出版会
〒 113-0033 東京都文京区本郷 3 丁目 16 番 4 号 7 階
電話　(03)5689-5989　Fax　(03)5689-8030
郵便振替口座 00160-9-58753
印刷・製本　三報社印刷株式会社　　電話　(03)3637-0005
広告取扱店　㈱メディカルブレーン　電話　(03)3814-5980